PETIT DICTIONNAIRE

DE

MÉDECINE USUELLE.

PARIS. Impr. LACOUR et Cie, rue St-Hyacinthe-St-Michel, 33.

PETIT DICTIONNAIRE

DE

MÉDECINE USUELLE

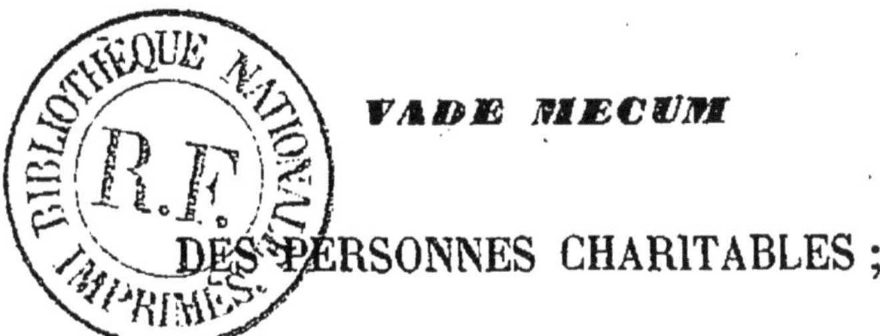

VADE MECUM

DES PERSONNES CHARITABLES ;

Par le docteur A. BOSSU,

AUTEUR DE L'ANTHROPOLOGIE.

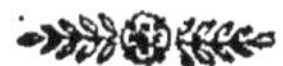

PARIS

CHEZ L'AUTEUR, RUE DE SEINE, 31.

1849.

PRÉFACE.

Par un travail analytique, j'ai extrait L'ANTHROPOLOGIE de gros et indigestes volumes ; puis de cet ouvrage, la brochure que voici.

Je ne crois pas qu'on puisse condenser plus de choses utiles dans un aussi petit nombre de pages : j'en fais juge le lecteur.

Le formulaire placé à la fin et auquel renvoient les numéros intercalés dans le texte, est presque tout entier celui des Bureaux de bienfaisance de Paris, révisé par ordre du Conseil général des hôpitaux. En lui donnant de la publicité, je crois me conformer au vœu de ce Conseil. Ceci soit dit pour répondre d'avance à ceux qui pourraient m'accuser de favoriser l'exercice illégal de la médecine.

Je désapprouve toute personne non pourvue d'un diplôme qui traite les maladies quand l'homme de l'art est présent ou peut être appelé ; mais je pense qu'il est utile que, dans les petites localités, il y ait quelqu'un qui sache apporter quelque soulagement à ceux qui souffrent et qui, par une cause quelconque, ne peuvent consulter le médecin.

Aux souscripteurs.

Ce m'est un plaisir bien grand, Messieurs, de vous prouver que je suis sensible aux marques de confiance que j'ai reçues de vous, en vous envoyant cette brochure. Je dirai cependant qu'en l'annonçant dans le prospectus de la 3e édition, je croyais que les demandes seraient plus nombreuses qu'elles n'ont été. Trompé dans mon attente, devais-je revenir sur ma promesse ou demander un supplément de quelques centimes? Je n'ai voulu faire ni l'un ni l'autre; mais si vous jugez favorablement cet opuscule et l'intention de l'auteur, vous avez un excellent moyen de me récompenser, c'est de trouver chacun le placement d'un exemplaire de l'Anthropologie. Je compte sur ce dédommagement.

J'ai annoncé qu'après cette souscription, l'honneur et l'avenir de mon ouvrage exigeaient que son prix fût désormais le même pour tous. Je tiendrai parole. Cependant je ferai encore quelques avantages au Clergé. Voici les nouvelles conditions:

1° Contre une somme de 14 fr. envoyée par la poste ou autrement, j'expédierai de suite un exemplaire. Je l'affranchirai jusqu'à destination, dans le cas où celle-ci se trouvera sur le passage direct des Messageries générales; dans le cas contraire, jusqu'à la localité la plus rapprochée desservie par ces mêmes voitures, le surplus du port étant alors à la charge de l'acheteur. Je donnerai en prime (aux ecclésiastiques seuls) le présent *vade mecum*.

2° Les quatre volumes seront délivrés au prix de 13 fr. à toute personne chargée d'une demande écrite, à mon adresse et signée d'un prêtre. Si c'est un libraire, même formalité, ou si non, le *vade mecum* ne serait point donné, car je veux que le commerce ignore son existence.

3° Pour avoir l'Atlas colorié, les membres du clergé n'auront à ajouter que 4 fr. en sus.

J'ose compter sur l'empressement de mes souscripteurs à faire connaître ces conditions à leurs confrères, comme ils peuvent compter sur le mien pour quelque petit service à leur rendre.

Je prie MM. les souscripteurs à la 3e édition de m'envoyer, chacun de son côté, leur argent, soit par la poste ou autrement, mais franc de port.

Dr. A. B.

PETIT DICTIONNAIRE

DE

MÉDECINE USUELLE.

ABCÈS. V. PHLEGMON.

AGONIE.—C'est l'état d'un malade qui succombe et qui lutte encore contre la mort. Nous croyons utile d'en indiquer les caractères, afin d'apprendre à reconnaître le danger.

La mort subite n'est pas précédée d'agonie; mais celle-ci se manifeste toutes les fois que la vie s'éteint pas degrés. L'agonie ne se présente pas avec le même cortége dans tous les cas: elle diffère suivant les maladies. Cependant l'on peut dire que, généralement, l'amaigrissement rapide, l'altération profonde et subite des traits, la diminution progressive du sentiment et du mouvement, un hoquet rebelle, l'apparition d'une exsudation blanche dans la bouche (muguet), des évacuations alvines involontaires, la difficulté de la déglutition, etc., indiquent une terminaison prochainement fâcheuse. — Dans les maladies de poitrine, on remarque surtout l'embarras de la respiration, l'extinction de la voix, un râle bruyant résultant du gargouillement des liquides qui séjournent dans la trachée-artère.—Dans les fièvres graves, dans la fièvre typhoïde ou putride, par exemple, la prostration est extrême, le ballonnement du ventre très marqué ; les lèvres, la langue et les dents sont sèches et recouvertes d'une sorte de croûte noire ; l'ouverture des narines est comme salie par de la poussière (aspect pulvérulent) ; les doigts et les mains sont agités de petits mouvements subits et automatiques (soubresauts des tendons), etc.—Dans tous les cas, ce qui annonce une fin très prochaine, c'est l'aspect cadavéreux de la face, l'embarras de la respiration, le râle trachéal, la petitesse et la fréquence croissante du pouls; la perte de l'éclat des yeux, le refroidissement des extrémités, l'extinction de la voix et du sentiment, l'inaction des sinapismes.

ANÉVRISME. V. PALPITATIONS.

ANGINE. — Tout mal de gorge accompagné d'une difficulté d'avaler se nomme angine. Les maladies dans lesquelles on remarque ce symptôme sont nombreuses: nous nous bornerons aux plus fréquentes, qui sont l'esquinancie, la scarlatine, le croup, dont nous parlerons en leur lieu ; l'angine simple et l'angine maligne, dont suit un court résumé.

L'*angine simple* ou *gutturale* consiste dans une légère inflammation de la membrane muqueuse qui tapisse le fond de la gorge, muqueuse qui paraît plus rouge qu'à l'ordinaire. Le malade n'éprouve qu'un sentiment de gêne, de douleur pour avaler, de sécheresse dans le gosier; un mucus salivaire rare se détache difficilement, etc. Pas de fièvre; quelquefois frissonnements au début. Cette affection est bénigne. — Il suffit de se tenir chaudement, de faire usage de boissons douces (3, 5, 8); de bains de pieds et de gargarismes, qui seront émollients s'il y a vive douleur (77, 78), astringents (79, 80) dans le cas contraire.

L'*angine maligne* ou *couenneuse* est une inflammation de la muqueuse du fond de la gorge, qui s'accompagne de fausses membranes, de fièvre plus ou moins forte, et de symptômes de suffocation lorsque les productions morbides s'étendent au larynx. (V. Croup.) Cette maladie, heureusement peu fréquente, sévit principalement sur les enfants, complique souvent la scarlatine et se montre épidémique comme elle. Elle est grave, tant par les symptômes généraux, que par les fausses membranes qui peuvent produire l'asphyxie en envahissant la glotte.

Si l'on peut se dispenser de traiter l'angine simple, on doit au contraire attaquer vigoureusement celle-ci, par des sangsues au cou dès le début, des gargarismes astringents (79, 80), et mieux encore par la cautérisation (83), afin de s'opposer à la production des fausses membranes. Tisanes, pédiluves, vésicatoire à la nuque. Dans le cas de suffocation, on agirait comme dans le croup, c'est-à-dire qu'il serait nécessaire de provoquer le vomissement (33). Il n'appartient qu'à l'homme de l'art de traiter cette grave maladie; cependant toute personne intelligente, sachant un peu de médecine, peut mettre en usage les moyens que nous venons d'indiquer, le doit même en l'absence du médecin, car il n'y a pas de temps à perdre.

APHTHES. — Il se développe souvent à la face interne des lèvres, des joues et sur les côtés de la langue des vésicules qui revêtent l'aspect pustuleux et qui se transforment au bout de deux ou trois jours en petits ulcères dont la cicatrisation s'opère après huit à quinze jours de durée. Les aphthes constituent une affection légère, quoique douloureuse et gênante. — Pour les traiter, on se borne ordinairement à l'emploi des gargarismes émollients (78), qu'on rend calmants, lorsqu'il y a vive douleur, par l'addition de dix gouttes de laudanum de Rousseau par 30 grammes. Nous préférons cependant faire usage, dès le début, des collutoires astringents (79, 80, 81).—Les aphthes confluents sont le symptôme d'une maladie générale qui mérite toute l'attention.

APOPLEXIE. — Ce nom a été appliqué à toute perte subite du sentiment et du mouvement, due, soit à l'afflux du sang au cerveau, soit à un épanchement de sérosité dans le crâne soit à un trouble nerveux profond : de là apoplexie sanguine, nerveuse ou séreuse.

L'*apoplexie sanguine*, ou l'hémorrhagie cérébrale reconnaît trois degrés. Dans le premier (*étourdissement, léger coup de sang*), elle consiste dans un état de turgescence des vaisseaux du cerveau par le sang qui s'y précipite sous l'influence des battements du cœur, d'une vive émotion, ou par l'effet de violents efforts, de la constriction du cou par la cravate, etc. Dans le second degré (*coup de sang, apoplexie*), il se forme un épanchement de sang dans le crâne ou dans les ventricules du cerveau, sans que celui-ci soit déchiré. Dans le troisième degré (*apoplexie* avec *paralysie*, *apoplexie foudroyante*), il y a non-seulement épanchement de sang, mais déchirure, rupture de la substance cérébrale. Dans la pratique, ces distinctions sont peu faciles à faire, car, d'une part, un coup de sang en apparence violent peut être rapidement dissipé sous l'influence d'une saignée, et, d'autre part, une attaque avec paralysie étendue peut commencer d'une manière lente, mais progressive : heureusement que le traitement est le même dans les deux cas.

Mais l'important est de savoir précisément si, lorsqu'une personne tombe sans connaissance, elle est frappée d'apoplexie sanguine, car plusieurs maladies se ressemblent ici. Essayons de les distinguer : Nous allons indiquer plus bas les signes de l'*épuisement nerveux*, état rare d'ailleurs. La *commotion cérébrale* est produite par un coup ou une chute. L'*ivresse*, l'*asphyxie* et l'*épilepsie* s'accompagnent de circonstances et de phénomènes spéciaux ; dans la *syncope* il y a pâleur, absence du pouls, etc. Dans l'*apoplexie*, au contraire, le pouls est dur, plein ; le visage est ordinairement coloré; l'accident se manifeste, en général, chez un individu ayant dépassé le terme moyen de la vie, le plus souvent chez l'homme ; tandis que la syncope, les pertes de connaissance dues à une affection hystérique, se remarquent surtout chez les jeunes femmes. (V. ces diverses maladies.)

Dans l'apoplexie, quel que soit son degré, la première chose à faire, et qui presse, c'est de saigner. Si les assistants ne peuvent pratiquer cette opération, ils doivent appliquer un grand nombre de sangsues (25 ou 30) derrière les oreilles, et couvrir les extrémités de sinapismes (45). Ils devront aussi administrer un lavement purgatif (40, 41), qu'ils pourraient préparer rien qu'avec de l'eau salée ou de l'eau savonneuse. Au bout d'une heure, si l'état du malade ne s'améliore pas, on revient à la saignée. Si l'état comateux persiste encore, on applique sur la tête, tenue élevée, une vessie remplie de glace pilée, aux jambes des vésicatoires, etc. En un mot, on s'efforce par tous les moyens de dégorger la tête, de détourner l'afflux sanguin de cette cavité. Plus tard, lorsqu'il y a amélioration, on administre un ou deux purgatifs (30, 31) à quelques jours de distance. Boissons délayantes, diète absolue, soins de toutes sortes, cela va sans dire.

Les personnes prédisposées aux congestions cérébrales, surtout celles qui ont éprouvé déjà des coups de sang, doivent éviter les écarts de régime, s'abstenir d'aliments échauffants, de vin pur et de liqueurs; doivent éviter de faire des efforts pour soulever des fardeaux, chanter, aller à la garde-robe; doivent avoir le cou libre, la tête garantie des rayons solaires; enfin doivent prendre la précaution de combattre la constipation au moyen de une ou deux pilules écossaises prises de temps en temps, se faire tirer du sang une ou deux fois par an, tantôt par les sangsues, tantôt par la saignée.

L'*apoplexie nerveuse* s'entend de l'épuisement ou de la suspension de l'action du cerveau, ce qui donne lieu à des troubles analogues à ceux causés par l'hémorrhagie cérébrale. Il y a cette différence toutefois, que l'apoplexie nerveuse s'accompagne de petitesse du pouls, de refroidissement, de pâleur du visage, et qu'elle se manifeste chez des individus usés par l'âge ou la débauche, tandis que c'est le contraire pour l'apoplexie sanguine. Aussi le traitement est-il très différent. Dans le premier cas, il faut ranimer les esprits vitaux au moyen de frictions avec l'eau de Cologne, de quelques gouttes d'eau des Carmes à l'intérieur, de la tisane d'arnica, du sirop d'éther et des frictions d'eau de mélisse; dans le second cas, du moins au commencement, il faut éloigner avec soin toute excitation.

ASPHYXIE. — Suspension de la respiration par manque d'air respirable, et état de mort apparente. Elle peut dépendre de causes très diverses, mais les plus fréquentes sont la submersion, la strangulation et l'inspiration de gaz impropres à l'hématose. On ne la confondra pas avec l'apoplexie, la syncope, l'ivresse, l'empoisonnement par l'opium, etc. (V. ces mots.)

Chaque espèce d'asphyxie réclame des soins spéciaux ; mais avant de les indiquer, il en est de généraux, de communs à tous les cas que nous devons mentionner. Il y a trois indications à remplir : 1° soustraire le malade à l'action de la cause : cela va sans dire ; 2° rétablir la circulation et la respiration, en l'exposant au grand air, le débarrassant de ses vêtements, le frictionnant avec des liquides spiritueux, tels que l'éther, l'eau de Cologne ou l'eau-de-vie tiède, lui passant sous le nez un flacon d'ammoniaque, principalement en exerçant sur la poitrine et l'abdomen alternativement des pressions répétées dans le but d'exciter les muscles respirateurs ; 3° combattre les accidents consécutifs, c'est-à-dire la réaction trop forte, la congestion cérébrale, l'inflammation, par les lavements, les cataplasmes, la saignée ou les sangsues.

Dans l'asphyxie par *submersion*, on s'empresse de débarrasser le noyé de ses vêtements. De l'essuyer avec des linges chauds, et de le réchauffer. On le place dans une position telle que sa tête soit un peu élevée, et inclinée sur un côté pour faciliter la sortie des liquides introduits dans les voies aériennes. On le stimule en lui passant un flacon d'ammoniaque sous le nez, lui administrant un lavement d'eau salée. Lorsqu'il revient à lui, on lui fait avaler quelque peu de vin généreux.

S'agit-il d'une asphyxie par *strangulation ?* Il faut couper la corde, saigner le pendu et lui appliquer des révulsifs aux extrémités. On le ranime ensuite à l'aide des moyens ci-dessus indiqués.

Mais l'asphyxie la plus fréquente est celle par les *vapeurs du charbon en combustion.* Il faut de suite exposer le malade au grand air, desserrer ses vêtements, le frictionner avec des liquides stimulants (eau de Cologne, eau-de-vie), le remuer, le stimuler par tous les moyens. On lui fait aussi des affusions d'eau fraîche sur la figure et la tète. Lorsque la vie se ranime, on donne quelque boisson cordiale (29), un peu de vin généreux ; mais il faut s'attendre ensuite à une vive réaction, qui réclamera les émollients, la saignée. L'asphyxié peut être dans un état de mort apparente pendant plusieurs heures ; il faut qu'on sache cela, afin que l'on continue ses efforts jusqu'à ce qu'il soit bien prouvé qu'ils sont inutiles.

ASTHME. — Cette maladie, encore mal connue dans sa nature et ses causes complexes, consiste dans une gène de la respiration, un sentiment d'étouffement, des efforts respiratoires, se manifestant par accès qui reviennent ordinairement la nuit, et s'accompagnent d'anxiété, de lividité de la face, de difficulté ou d'impossibilité de parler.

Le traitement de l'asthme est plutôt empirique que rationnel. Quelle qu'en soit la cause, on est presque toujours sûr de modérer l'accès, sinon de le faire cesser, en agissant ainsi : on recommande l'emploi de pédiluves et manuluves irritants (91, 92), et l'administration d'un lavement purgatif (40, 41). En même temps on prescrit une potion calmante (27). Si l'oppression est extrême, le sujet assez fort d'ailleurs, on pratique une saignée, que peuvent remplacer au besoin des sangsues à l'anus ou aux jambes, surtout chez les femmes mal réglées. L'accès d'asthme se termine ordinairement par une toux et une expectoration muqueuse. Alors on donne des boissons pectorales, quelquefois un julep kermétisé (26).

BRONCHITE. V. RHUME.

BRULURE. — Elle offre six degrés, qui sont : 1° simple rougeur de la peau ; 2° soulèvement de l'épiderme et formation d'ampoules; 3° taches jaunâtres ou brunâtres de la peau, attestant que cette membrane est atteinte dans toute son épaisseur; 4° formation d'une véritable escarre noirâtre plus ou moins étendue; 5° mortification non-seulement de la peau, mais encore des tissus sous-jacents; 6° carbonisation complète de tous les tissus.

Les brûlures aux trois premiers degrés sont les plus fréquentes; le traitement varie pour chacune d'elles. Le premier degré est un accident léger, un simple érythème qu'on ne traite ordinairement pas; cependant, si la brûlure est étendue, on fera bien de plonger la partie dans l'eau froide, d'appliquer des compresses imbibées d'eau blanche (53) ou, comme on fait dans les campagnes, de la pomme de terre rapée, afin de soustraire du calorique. — La brûlure du deuxième degré réclame les mêmes moyens au début. On perce les ampoules, s'il y en a; on les vide de la sérosité âcre qu'elles contiennent, et on couvre la partie avec des compresses imbibées d'eau blanche; ou bien, ce qui est encore excellent, on fait des embrocations répétées avec un liniment calcaire (65). Lorsque la brûlure est très étendue, elle suppure; alors on panse avec un linge fenêtré (compresse trouée) enduit de cérat, par dessus lequel on place un gâteau de charpie pour absorber le pus. On renouvelle une ou deux fois par jour le pansement. — La brûlure au troisième degré exige l'application de cataplasmes émollients jusqu'à ce que l'escarre soit tombée; après sa chute, on a affaire à une plaie suppurante qu'on panse avec compresses enduites de cérat et charpie. Seulement il y a à redouter des cicatrices vicieuses, c'est-à-dire les rétractions des tissus et les déformations qui sont si connues dans les brûlures et si difficiles à éviter. — Pendant le traitement, des complications inflammatoires du côté du canal intestinal, des poumons, etc., peuvent surgir; il faut savoir les découvrir et les combattre : la diète, les émollients sont alors extrêmement importants. Ces complications font le danger, et elles sont d'autant plus à craindre que la brûlure est plus étendue.

CARREAU. — Ce mot a été appliqué à tout développement considérable du ventre chez les enfants, avec amaigrissement des membres ; mais il ne doit désigner réellement que l'engorgement scrofuleux des ganglions lymphatiques du mésentère et le volume relativement énorme de l'abdomen.

Il est des enfants, et beaucoup, dans les campagnes surtout, dont le ventre n'est gros que parce que leurs intestins sont dilatés par l'usage habituel d'aliments grossiers, de fruits verts, etc. : ils n'ont pas le carreau, car une nourriture plus saine, plus alibile les guérit de cet état, qui n'exclut pas d'ailleurs une certaine force, un certain degré de bonne santé. — D'autres enfants doivent le développement exagéré de leur ventre à une irritation intestinale chronique par suite de laquelle les ganglions du mésentère se sont engorgés, gonflés. Différents des précédents, qui conservent de l'appétit et sont sans fièvre, ils ont un mouvement fébrile, du dévoiement, de la soif, de l'inappétence. C'est une gastro-entérite qui réclame les bains répétés, le régime lacté, les émollients internes et externes, les lavements, etc.

Le véritable carreau, maladie rare d'ailleurs, consiste dans un engorgement de nature scrofuleuse des ganglions mésentériques. Le petit malade offre alors les attributs de la constitution la plus débile : il est pâle, rachitique, malingre. Voici comme il faut le soigner : s'il est très jeune, on le soumet à l'usage du bon lait, du lait de chèvre, à l'influence de l'air de la campagne, des rayons solaires du printemps. S'il est plus âgé, trois à six ans, on le frictionne avec des liqueurs spiritueuses, telles que l'eau-de-vie, le vin aromatique, l'eau de mélisse; on lui fait prendre des bains d'eau salée (89), de la tisane de houblon, du sirop anti-scorbutique; on le couvre de flanelle, et on prescrit les anti-scrofuleux (14, 17). S'il y a fièvre, diarrhée, soif, il faut d'abord recourir au traitement ci-dessus exposé.

CATARRHE. — Ce mot désigne généralement toutes les inflammations des membranes muqueuses, mais ne s'entend vulgairement que de la phlegmasie des bronches. C'est le catarrhe pulmonaire ou rhume de poitrine, qui constitue une maladie très fréquente, soit à l'état aigu, soit à l'état chronique.

Le rhume offre plusieurs degrés. Dans le plus faible, c'est une toux humide sans fièvre et sans douleur, qui ne réclame que des boissons pectorales (7, 8) et des précautions contre le froid. Plus intense, la toux est quinteuse, sèche, déchirante, avec accompagnement de mal de tète, souvent de mouvement fébrile. Alors, aux tisanes douces, pectorales, il faut ajouter les cataplasmes sur la poitrine, les loochs (34), et même la saignée en cas de fièvre et de céphalalgie. Des pédiluves et un ou deux laxatifs (23, 30) ne sont pas à négliger. Si la toux est quinteuse, pénible, il faut mèler au looch une once de sirop de pavot (sirop diacode) ou quinze gouttes de laudanum de Sydenham. Le julep n° 27 peut le remplacer parfaitement. Plus tard, lorsque l'expectoration est plus facile et plus abondante, que le rhume *mûrit,* les boissons expectorantes de capillaire, de lierre terrestre ou de lichen (10) sont indiquées, ainsi que les vésicatoires au bras et même sur la poitrine. — Dans le catarrhe pulmonaire chronique on emploie tour-à-tour les boissons pectorales et les eaux sulfureuses d'Enghien ou de Bonnes, aidées de la flanelle sur la peau, des vésicatoires, du cautère, des précautions hygiéniques.

Dans le catarrhe pulmonaire, qu'il soit aigu ou chronique, toutes les fois que la respiration est pénible, difficile, il est indiqué d'administrer un vomitif (32). Ce moyen est surtout utile chez les vieillards et chez les enfants, auxquels le sirop d'ipécacuanha suffit (15 ou 30 gram. dans un peu d'eau).

Lorsqu'il existe sans fièvre, le rhume est sans gravité, à moins que la toux ne soit celle d'une phthisie commençante; quand il s'accompagne de mouvement fébrile au contraire, il mérite d'être surveillé, parce qu'il peut être le symptôme d'une inflammation pulmonaire, comme il peut n'être aussi qu'une simple bronchite. — Généralement, l'absence de fièvre doit rassurer; mais son existence dans les maladies de poitrine doit appeler l'attention surtout.

CHARBON — Maladie essentiellement contagieuse transmissible des animaux à l'homme, consistant dans une petite tumeur livide suivie bientôt d'une escarre noire, et dans des symptômes généraux d'adynamie et de prostration presque toujours suivis de mort.

Dès qu'on s'aperçoit du mal, dès qu'on le soupçonne même, il faut inciser la petite tumeur, enlever les parties escarrifiées et cautériser, soit avec le fer rouge, soit avec le nitrate d'argent ou un caustique quelconque. Ensuite on applique de la poudre de quinquina, ou mieux des compresses imbibées d'eau-de-vie camphrée, de chlorure de chaux ou de décoction de quinquina (55). En même temps on prescrit une tisane tonique et antiseptique de quinquina. Quand le danger est passé, on fait un pansement simple sur la plaie.

CHLOROSE ou PALES COULEURS. Pâleur de la

peau, qui semble tirer au verdâtre, survenant chez les jeunes filles mal réglées et s'accompagnant d'un appauvrissement du sang et de phénomènes nerveux de plusieurs sortes. Cette maladie est très fréquente, mais à des degrès très différents. Les spasmes, les palpitations, les dérangements des digestions, la dépravation de l'appétit, la tristesse, les névralgies, etc., qui se manifestent chez les femmes, doivent lui être attribuées, ou à l'hystérie.

Le fer est le seul remède à ces troubles fonctionnels. On doit le conseiller aux jeunes filles pâles, soit en poudre (25 à 50 centigr. de sous-carbonate tous les jours), soit en pilules (pilules de Vallet ou de Blaud), soit en eau (eau de Quenneville, eau de clous). En même temps il faut l'exercice, les distractions, une nourriture analeptique, l'usage d'une boisson aromatique, etc. (8 *bis*, 11).

CHOLÉRA. — Dans cette maladie terrible dont on ne connaît ni la nature, ni le spécifique, on doit faire le traitement des symptômes. Ainsi, contre les coliques et les évacuations, on emploie les infusions aromatiques chaudes de feuilles d'oranger, de camomille; les potions calmantes (27, 28) et les lavements opiacés (36, 37). Contre le refroidissement, on a recours à tous les moyens de réchauffement possibles, aux frictions stimulantes, au bain chaud, aux sinapismes, pédiluves et manuluves sinapisés (92), etc. Ce traitement, qui peut être mis en usage sans ordonnance du médecin, peut rendre de grands services, mais généralement il est insuffisant dans le choléra asiatique.

Que n'a-t-on pas essayé dans celui-ci? L'opium à petites doses répétées, la glace à l'intérieur, le vésicatoire sur l'épigastre contre les vomissements opiniâtres; le café à l'eau, le punch pour ramener la réaction, etc., etc.? Lorsque la chaleur revient, tout danger n'a pas disparu : il y a à redouter les inflammations, la rechute.

Il y a une foule de précautions à prendre dans le temps d'épidémie : nous les avons indiquées dans notre *Anthropologie*. Les principales sont d'entretenir la propreté dans les habitations et les vêtements, d'éviter les écarts de régime, d'aérer les chambres à coucher, de porter de la flanelle sur le ventre, etc.

CLOU. V. FURONCLE.

COLIQUE. — On appelle généralement ainsi toute douleur aiguë, exacerbante siégeant dans l'estomac, les intestins, la matrice, les voies biliaires, urinaires, etc., due soit à une contraction nerveuse des fibres musculaires de ces organes, soit à une inflammation, soit à la présence d'un corps étranger, tel qu'un calcul.

Colique d'estomac. V. Gastrite et Gastralgie.

Coliques d'intestins. Pour la traiter convenablement, il faut en connaître la cause, qui peut être un refroidissement, une mauvaise digestion, le développement de gaz, l'influence des émanations de plomb, l'inflammation, une hernie. Néanmoins voici ce qui peut convenir dans tous les cas : Infusion chaude de tilleul, bain, application de linges chauds sur le ventre, potion calmante (27), ou lavement ayant la même vertu (36). S'agit-il d'une colique venteuse? infusion d'anis ou de camomille; sont-ce des vers? infusion de mousse de Corse, de semen contra, purgation par le calomel (3 décigr.); est-ce une constipation opiniâtre? laxatifs (23, 30), ou purgatifs (31); une hernie? il faut réduire celle-ci, employer pour cela bains, cataplasmes, sangsues; une colique de plomb? encore des purgatifs en potion et en lavement. — Les coliques des très jeunes enfants ne réclament que des applications chaudes sur le ventre, les bains entiers, les lavements, et, si cela ne réussit pas, le changement de nourrice ou de régime. Les opiacés doivent être rarement employés chez eux, parce qu'ils tendent à congestionner le cerveau et à constiper; cependant on pourra mettre une cuillerée à café de sirop de pavot, ou 2 gouttes de laudanum dans un peu d'eau, et administrer quelques petites doses de ce mélange de temps en temps.

Colique de matrice. V. Règles difficiles.

Colique hépatique. Elle est due aux calculs biliaires engagés dans les voies que parcourt la bile. Nous nous bornons à conseiller les calmants ci-dessus indiqués (bains, cataplasmes, potion opiacée, sangsues même), et à renvoyer à l'*Anthropologie*.

Colique néphrétique. V. Gravelle.

CONGESTION CÉRÉBRALE. V. APOPLEXIE.

COUP DE SANG. V. APOPLEXIE.

CONSTIPATION. — La rareté, la dureté, l'accumulation des matières fécales dépendent de plusieurs causes qu'il faut savoir apprécier pour agir convenablement contre cet état qui tourmente tant de monde, surtout les femmes, les personnes sédentaires et les vieillards.

Sans doute l'on peut presque toujours vaincre la constipation au moyen des purgatifs, pris en tisane, potion, pilules ou lavements; mais lorsqu'on a obtenu l'effet désiré, a-t-on fait disparaître la cause? C'est parce qu'elle est due à une disposition naturelle, et, partant, le plus souvent audessus de nos remèdes, que la constipation se produit si facilement; néanmoins, n'oublions pas qu'elle dépend très souvent d'une irritation gastro-intestinale que le régime, les émollients, les bains, etc., peuvent faire disparaître, et lesquels rendront inutiles par conséquent les purgatifs, dont on abuse trop généralement. Au surplus, il faut savoir qu'il est des personnes qui ne doivent pas être considérées comme constipées, bien qu'elles n'aillent à la garde-robe que tous les deux, trois ou quatre jours même.

Quoi qu'il en soit, si l'on juge utile d'avoir recours aux médicaments, il faut débuter par les plus doux, tels que la manne, l'huile de ricin (40 gram.), les lavements huileux; on passe ensuite aux potions et mieux aux pilules dont les plus employées sont celles dites écossaises. La graine de moutarde blanche (une cuillerée) est un bon purgatif pour les vieillards. Les diverses pilules vantées par le charlatanisme pour entretenir la liberté du ventre, contiennent du jalap et de l'aloës: on en prend une ou deux le soir en se couchant. Quelque temps après, la constipation n'en est que plus forte, si la cause n'est pas détruite. Et comment la détruire, si elle dépend de l'âge avancé, qui rend les intestins moins sensibles au contact des matières?

Chez les enfants à la mamelle, la constipation doit être combattue par les bains émollients, l'eau d'orge miellée, ou le sirop de fleurs de pècher (30 gram.) dans de la tisane. Le sirop de chicorée si employé dans ces cas, produit quelquefois de l'irritation. Si un enfant est toujours constipé, c'est que sa nourrice ne lui convient pas, ou que son régime est mauvais.

CONTUSION. — Action d'un corps obtus heurtant les parties sans diviser la peau. Il y a plusieurs degrès depuis le simple froissement avec tache bleuâtre de la peau, jusqu'au broiement des tissus.

Sur une partie qui vient d'être le siége d'une contusion légère, superficielle, appliquez des compresses d'eau blanche (53), d'eau-de-vie camphrée, ou tout simplement d'eau salée. S'il se manifeste de la douleur, de la tension, de l'inflammation en un mot, abandonnez ces topiques pour recourir aux cataplasmes et sangsues, afin d'éviter la suppuration. Celle-ci s'établira peut-être malgré vos efforts, alors vous continuerez les cataplasmes et ouvrirez l'abcès aussitôt qu'il se sera formé. Ceci s'applique surtout aux contusions des membres.

Les contusions de la poitrine, du ventre et de la tête sont plus sérieuses, parce que les viscères contenus dans ces cavités peuvent être ébranlés, déchirés. Il y a donc à considérer en elles la lésion extérieure qui réclame les moyens ci-dessus, et la lésion intérieure. C'est à cause de celle-ci, à cause de la stupeur dans laquelle peuvent être plongés les viscères, qu'on conseille aussitôt après une chute ou un coup violent, quelques gouttes d'eau des Carmes à l'intérieur, ou une infusion du vulnéraire, pour ranimer la vitalité. Toutefois, ces boissons excitantes doivent être discontinuées dès que survient la réaction et la fièvre. Alors ce sont les émollients, les sangsues, la saignée qui doivent être mis en usage. C'est à tort que le peuple croit la saignée nécessaire aussitôt après l'accident : elle l'est, mais lorsque la période de froid, de sidération est passée, que le pouls se relève et la peau se colore.

CONVULSIONS. — Contractions involontaires, désordonnées et violentes des muscles. Elles dépendent d'une affection du système nerveux, d'une irritation ou d'une inflammation, qui peut être directe ou indirecte, et se montrent générales ou partielles. Elles sont plus fréquentes chez les enfants qu'aux autres âges. La dentition, les vers, une phlegmasie interne, la constipation tout simplement, peuvent les déterminer chez eux.

Lorsqu'un enfant est pris de convulsions, il faut commencer par le débarrasser de ses langes ou autres vêtements, et l'exposer à l'air frais. On lui applique des petits sinapismes aux pieds, des compresses d'eau froide sur la tête. Si cela ne suffit pas, on le plonge dans un bain tiède. Les accidents ne se calment-ils pas encore? on applique une ou deux sangsues à chaque oreille ou à chaque pied. En même temps on se met à la recherche de la cause; mais ceci est de la compétence de l'homme de l'art. S'il y a constipation, vers, inflammation, etc., on les combat par les moyens appropriés et exposés ailleurs. Une petite potion éthérée (sirop d'éther, 10 gram., dans une petite tasse d'infusion de tilleul) peut être aussi très utile.

COQUELUCHE. — Toux convulsive se manifestant par des quintes ou des accès qui s'accompagnent d'une respiration bruyante et de l'injection de la face. C'est une maladie de l'enfance. Au début elle ne diffère presque pas du rhume ordinaire, mais elle ne tarde pas à offrir le caractère quinteux, revenant par accès qui durent une minute au plus, et qui provoquent souvent des vomissements d'un liquide filant.

Dans le commencement, le traitement est celui du rhume; il suffit de prendre des boissons pectorales (7, 8). Lorsque les quintes existent, on les modère au moyen de petites doses de poudre de belladone (1 à 5 centigr. par jour), d'un vésicatoire appliqué sur le devant de la poitrine. Si les bronches paraissent contenir beaucoup de mucosités, ce que l'on reconnaît à la nature de la toux, on fait vomir le petit malade avec le sirop d'ipécacuanha (15 à 30 gram. dans un peu d'eau); s'il est constipé, on lui administre un laxatif (le sirop de fleurs de pêcher ou un peu de manne). Le plus souvent la maladie résiste à ce traitement, et s'éteint d'elle-même au bout d'un à trois mois. Comme elle est ordinairement épidémique et contagieuse, changer de lieu est ce qu'il y a de mieux à faire. Par elle-même, la coqueluche est sans danger, mais elle est susceptible de se compliquer de pneumonie; à cause de cela elle doit être surveillée.

COUPURE.—Petite plaie faite avec un couteau, un canif, un rasoir ou du verre cassé. Ces sortes de lésions guérissent aisément : Il suffit de laver la plaie avec de l'eau fraîche et d'en maintenir les bords rapprochés à l'aide d'un morceau de taffetas anglais ou de petites bandes de diachylon, suivant son étendue. L'eau salée, le persil haché, les baumes sont inutiles parce qu'ils excitent trop la blessure, à moins que celle-ci ne soit faite sur un sujet faible, lymphatique, dont les tissus jouissent de peu de vitalité.

Il n'y a pas d'inconvénients à laisser saigner la plaie; il y aurait même avantage si l'on soupçonnait l'introduction de quelque principe délétère ou malpropre. Cependant l'hémorrhagie qui se prolongerait devrait être arrêtée, soit par l'application de charpie imbibée d'une solution concentrée d'alun, ou de substances absorbantes, telles que l'amadou, la poudre de colophane, la toile d'araignée; soit par la cautérisation à l'aide d'un caustique ou du fer rougi au feu. V. *Plaies*.

COUSINS (piqûres de). V. PLAIES.

CRACHEMENT DE SANG. — Le sang que l'on

crache peut provenir des fosses nasales, de la gorge, des bronches ou des poumons. Lorsqu'il est un peu abondant, il provient presque toujours de ces derniers organes. La muqueuse pulmonaire l'exhale, ordinairement par l'effet de la présence de tubercules dans les tissus des poumons. (V. Phthisie).

Il faut conseiller à la personne qui crache du sang, le repos et le silence, parce que les efforts qu'elle fait pour parler et se mouvoir ne peuvent que congestionner les poumons; des boissons adoucissantes froides édulcorées avec le sirop de grande consoude; des bains de pieds, des sinapismes et les sangsues à l'anus pour détourner le flux sanguin de la poitrine. Si le pouls est fort, plein, la saignée est nécessaire. Souvent même il faut la répéter deux, trois et quatre fois. L'opium (27, 28) est utile, parce qu'il calme la toux qui ramène l'hémoptysie

Si, nonobstant ces moyens, l'hémorrhagie continue, on donne à l'intérieur des boissons astringentes glacées (13, 19, 20, 22), et même on applique de la glace sur la poitrine, en même temps qu'on couvre les extrémités de sinapismes.

CREVASSES. V. GERÇURES.

CROUP.— Inflammation du larynx avec formation de fausses membranes à la surface de la muqueuse laryngo-bronchique, d'où gêne, difficulté extrême de respirer, toux et voix rauques, accès de suffocation et fièvre. Il y a le faux croup et le vrai croup, le premier n'étant que rarement dangereux, le second au contraire presque toujours mortel. On les distingue, parce que l'un n'est pas accompagné de fausses membranes, que c'est une inflammation catarrhale du larynx sans caractère épidémique, et ne donnant lieu qu'à des accidents sans gravité réelle; tandis que l'autre, le vrai croup, donne lieu à des accès de suffocation épouvantables, dus à l'obstruction des voies aériennes par les productions membraneuses indiquées; qu'il est le plus souvent épidémique, rapide dans sa marche, etc.

Lorsqu'un enfant (car le croup n'affecte que l'enfant) est pris de rhume avec enrouement, que sa voix et sa toux deviennent rauques, offrent un timbre grave, il faut le mettre au lit, le tenir chaudement et lui donner à boire des infusions pectorales (7, 8). Si la respiration devient gênée et le larynx sensible, douloureux, il convient d'appliquer sur cet organe, en avant du cou, une, deux ou plusieurs sangsues, suivant l'âge. Cependant nous conseillons de consulter auparavant l'homme de l'art. Mais ce que l'on peut faire sans crainte, en son absence, c'est de provoquer le vomissement (33), lorsque se manifestent des accès de suffocation. Les secousses que l'on produit ainsi opèrent un effet salutaire; et, quand il y a production de fausses membranes, elles les expulsent et rendent toujours la respiration plus libre. On doit revenir au vomitif tant qu'il y a quelque danger à craindre. Inutile de parler des pédiluves sinapisés, du vésicatoire à la jambe, qui seront de bons auxillaires.

Dans le vrai croup, les accidents sont formidables. Il ne suffit pas d'expulser les fausses membranes, il faut s'opposer à leur reproduction. Pour cela on cautérise le fond de la gorge au moyen d'un pinceau de charpie imbibé d'acide hydrochlorique (83). On insiste sur le vomissement, la cautérisation, les révulsifs. Quant aux boissons, elles seront douces, diaphorétiques.— Inutile d'en dire davantage sur une maladie qui, bien que pouvant être combattue au début par les moyens indiqués, et que chacun peut mettre en pratique, exige nécessairement cependant l'intervention du médecin.

CROUTES DE LAIT. V. GOURME.

DARTRES. — Nom collectif donné à une foule d'affections de la peau caractérisées par des boutons, des élevures, des pellicules farineuses, des écailles, des croûtes et des indurations tuberculeuses, se manifestant sans fièvre, se liant à un état général de l'économie et résistant opiniâtrement à la thérapeutique. Sauf la teigne, les dartres proprement dites ne sont pas contagieuses. Elles se présentent sous forme d'excoriations humides ou sèches, de surfaces chagrinées, rouges ou couvertes d'écailles ou de croûtes; car leur aspect est très variable; mais toutes ont cela de commun qu'elles causent des démangeaisons incommodes, parfois cruelles.

Le dartreux doit se soumettre à un régime doux et à l'usage des tisanes dépuratives (14, 15, 17). S'il est fort, sanguin, il se fera saigner; plusieurs fois il se purgera avec l'eau de Sedlitz.—Lorsqu'il aura modifié ainsi la masse du sang, tout en continuant ces moyens généraux, il attaquera localement le mal, d'abord par les bains et les applications émollientes (44, 47, 48, 51), afin d'éteindre l'inflammation; puis par les topiques astringents (53, 56), ensuite excitants, anti-dartreux (57, 70, 71).

S'agit-il d'une dartre vive circonscrite? on applique des cataplasmes de fécule (44), on fait des lotions avec l'eau de son ou de guimauve; ensuite on essaie les lotions sulfureuses, puis alcalines (56, 57); on arrive enfin aux pommades. Si la dartre n'occupe qu'une très petite surface, on réussit en la cautérisant, soit avec la pierre infernale, soit avec les pommades (76). La dartre est-elle couverte de croûtes? on fait tomber celles-ci d'abord, au moyen de cataplasmes de lin (43); après, on agit comme il vient d'être dit. Quand la maladie siége au cuir chevelu, on commence par couper les cheveux très courts.

Dans les affections dartreuses étendues, qui incommodent surtout par la vive démangeaison, telles que le prurigo et le lichen, les bains émollients et narcotiques, les lotions avec l'eau blanche (53), avec l'eau de lessive ou l'eau vinaigrée tout simplement, sont très utiles pour calmer le prurit. On continue le traitement interne; on emploi les bains de vapeur, les fumigations, etc. — Tels sont les principes généraux qui doivent guider dans le traitement des dartres : au-delà, tout n'est qu'incertitude ou témérité.

DÉMANGEAISON. V. DARTRES.

DÉFAILLANCE. V. SYNCOPE.

DENTITION (accidents de la). — Les premières dents apparaissent vers cinq ou six mois. A deux ans environ l'enfant en présente vingt. La première dentition s'accompagne souvent d'accidents qu'il importe de prévenir et de combattre. L'inquiétude, l'insomnie, la diarrhée, des éruptions cutanées (*feux de dents*), n'en constituent pas de sérieux; cependant ces phénomènes indiquent qu'ils faut exercer une surveillance.

En effet, la diarrhée peut affaiblir le petit malade : alors on la modère par des bains, des cataplames sur le ventre, et des lavements. Peu prononcée, elle doit être respectée, parce qu'elle détourne l'irritation du cerveau. La constipation est fréquente : on la combat par les mêmes moyens : une tisane d'orge (3) que l'on donne à l'enfant et à la nourrice. Ce qu'il y a de plus à redouter, ce sont les spasmes, les convulsions, l'assoupissement ou l'agitation, symptômes qui annoncent une irritation cérébrale : on leur oppose les révulsifs aux extrémités (91); un laxatif (sirop de fleurs de pêcher, sirop de chicorée ou manne), s'il y a constipation; des sangsues aux jambes, si le sujet est fort; des bains entiers et la diète. — Dans tous les cas, il faut mettre entre les mains des enfants tourmentés par les dents des hochets de racine de guimauve.

DÉVOIEMENT. V. DIARRHÉE.

DIARRHÉE.—Besoin souvent répété d'aller à la garde-robe, évacuations de matières alvines de natures diverses. La diarrhée se manifeste dans des circonstances très différentes; par conséquent le traitement doit varier. Cependant il en est un qu'on pourrait appeler banal, parce qu'il peut s'appliquer dans tous les cas, et qu'il combat au moins l'effet, s'il ne détruit pas la cause.

Il consiste dans des boissons légèrement astringentes (4, 13), des demi-lavements émollients avec ou sans addition d'amidon et de laudanum (36, 37), la diète, etc. S'il ne suffit pas dans tous les cas, dans aucun il n'est sans quelque efficacité et n'a d'inconvénients.

Le traitement rationnel est celui qui s'attaque à la cause pathologique. Cette cause est-elle un refroidissement? la tisane de tilleul, le bain chaud sont indiqués : On fait merveille en ajoutant au tilleul une cuillerée ou deux de sirop de pavot, ou 15 gouttes de laudanum de Sydenham.—La diarrhée dépend-elle d'une inflammation d'intestin? c'est aux boissons gommeuses ou mucilagineuses (5, 6), aux bains, cataplasmes, lavements émollients et à la diète qu'il faut avoir recours ; on applique des sangsues à l'anus ou sur le ventre quand il y a douleur. — La diarrhée colliquative des poitrinaires réclame les lavements opiacés (37), la tisane de cachou (13), celle de ratanhia; à l'intérieur la thériaque, l'acétate de plomb, etc. Mais ce n'est que pour peu de temps qu'elle peut être diminuée ou arrêtée.—Quant à la diarrhée des enfants, on la traite par les bains, les lavements, un meilleur régime, une nourrice plus convenable, etc. V. *Dentition et Entérite.*

DYSENTERIE. — Ce qui vient d'être dit touchant la diarrhée est applicable à la dysenterie, qui n'est autre chose qu'une diarrhée épidémique plus grave et plus difficile à guérir en raison des causes miasmatiques qui la produisent.

Sangsues au début, demi-lavements laudanisés, demi-bains répétés, cataplasmes, potions calmantes, opium, voilà les moyens dans lesquels on doit avoir le plus de confiance. Cependant les dysenteries graves des camps et des vaisseaux réclament plutôt les tisanes toniques de quinquina, de simarouba.

ÉCROUELLES. V. SCROFULES.

EMBARRAS GASTRIQUE. — Trouble de la sécrétion muqueuse de l'estomac et de la sécrétion biliaire, dont dépendent le dégoût, l'amertume de la bouche, l'enduit de la langue, les envies de vomir et la céphalalgie qui caractérisent cet état. Existant tout seul, il est sans fièvre, mais très souvent il accompagne, complique des affections fébriles, telles que l'érysipèle, l'angine, la pneumonie, la fièvre typhoïde, etc.

Dans le premier cas, si quelques jours d'un régime végétal et de l'usage d'une boisson acidulée (19, 20, 21) ne suffisent pour le dissiper, il faut recourir au vomitif (32) ou au purgatif (30). Dans le second cas, l'évacuant est utile, souvent même nécessaire, non seulement pour combattre l'embarras gastrique, mais encore pour influer favorablement sur la maladie qu'il complique.

Toutefois, nous devons nous élever contre la tendance trop grande des gens du monde à se purger sans l'avis du médecin, parce qu'ils prennent le plus souvent pour un embarras gastrique ce qui n'est que l'effet d'une gastrite plus ou moins ancienne.

EMPOISONNEMENT.—On distingue les poisons en : 1° irritants ou caustiques; 2° narcotiques ou stupéfiants; 3° narcotico-âcres.

Empoisonnement par les caustiques. Une saveur chaude, brûlante à la gorge, des coliques violentes, des vomissements et déjections alvines répétés, une soif vive, enfin les signes d'une phlegmasie gastro-intestinale intense; voilà ce qui le caractérise généralement. — Est-il causé par les *acides?* les matières vomies bouillonnent sur le carreau, rougissent fortement le papier de tournesol, etc. : alors faites boire une grande quantité d'eau contenant de la magnésie, ou tout simplement de l'eau de savon. Ensuite combattez l'inflammation par les sangsues, les bains, les lavements, les boissons douces, etc. — Est-il dû aux *alcalis*, à l'*eau de Javelle*, par exemple? les matières vomies ne font pas effervescence, et elles rétablissent la couleur bleue du papier de tournesol rougi par un acide. Faites vomir au moyen de l'eau tiède ou en titillant la luette avec la barbe d'une plume. Ensuite employez les émollients à l'intérieur et à l'extérieur.— Empoisonnement par l'*arsenic?* provoquez le vomissement en titillant la luette. Administrez comme contre-poison, le peroxyde de fer hydraté dont il faut faire avaler 1 à 2 kilog. par 4 ou 6 gram. à la fois, mais répétés. Lavements laxatifs. L'inflammation aiguë des intestins sera combattue plus tard par les moyens appropriés. — Par le *vert-de-gris?* eau tiède en abondance ou titillation du fond de la gorge pour faire vomir. Après, administration soit de blancs d'œufs délayés dans de l'eau (eau albumineuse), soit du lait. On combat après l'inflammation.

Empoisonnement par les narcotiques. Vertiges, affaiblissement des contractions musculaires, stupeur, coma, respiration difficile, tels sont les symptômes. — Par l'*opium*, le *laudanum*, l'*acétate de morphine?* faire vomir en administrant l'émétique (33); faire avaler, comme antidote, une forte décoction de noix de Galle, et, pour combattre le narcotisme c'est-à-dire le coma et le colapsus, du café à l'eau très fort.

Empoisonnement par les narcotico-âcres. Il produit des spasmes, des convulsions, de l'agitation, du délire, des cris, le collapsus, une respiration très pénible, etc. — Par la *digitale*, la *belladone*, le *stramonium*, l'*ellébore*, la *strychnine*, les *champignons*, la *noix vomique?* faites vomir par l'émétique (33); administrez des lavements purgatifs (41). Affusions froides sur la tête et café à l'eau contre le narcotisme; saignée contre la congestion cérébrale et en cas de cris, d'agitation. Boissons acidules; révulsifs, etc.

ENTORSE. — L'entorse, vulgairement *foulure*, est une violente et subite extension des ligaments d'une articulation. L'entorse est fréquente au coude-pied, résultant d'une chute, d'un faux pas, etc.

Aussitôt après l'accident, on enveloppe la jointure avec des compresses imbibées d'eau blanche froide (53), d'eau salée ou vinaigrée, de glace si on en a. Ces moyens sont employés comme abortifs de l'inflammation. Mais si, nonobstant, celle-ci se manifeste, il faut recourir aux sangsues et aux cataplasmes. Ensuite on revient aux astringents (eau blanche, eau-de-vie camphrée). Le repos est absolument nécessaire. La guérison n'est complète souvent qu'au bout de trois semaines; mais on comprend que cela est soumis au degré de l'entorse.

ÉPILEPSIE. — Vu la difficulté d'obtenir la guérison de cette maladie et l'éloignement du danger, nous ne croyons pas nécessaire d'en parler. On la distinguera des autres affections où il y a perte de connaissance, par l'aspect rouge, violacé, turgescent de la face, par des mouvements convulsifs dans cette partie et dans les membres, la distorsion des lèvres et des yeux, l'écume à la bouche, l'insensibilité, etc., phénomènes bientôt suivis d'un sommeil profond avec ronflement stertoreux.

Pendant une attaque d'épilepsie, il n'y a qu'à desserrer les vêtements du malade et éviter qu'il ne se heurte contre des corps durs. — S'il s'agit d'un jeune sujet, il faut essayer, pour le guérir, les bains froids, les affusions sur la tête, la valériane en tisane et en poudre continuée pendant longtemps; et surtout la cessation de l'habitude de l'onanisme, si elle existe.

ÉRUPTION. — Expression générique qui s'applique aux taches, rougeurs et boutons dont la peau est si souvent le siége. V. *Fièvres éruptives*, *Érysipèle*, *Erythème* et *Dartres*.

ÉRYSIPÈLE. — Inflammation de la peau caractérisée par des plaques rouges tirant sur le jaunâtre, bien circonscrites et légèrement saillantes, s'accompagnant de chaleur prurigineuse, de douleur et de réaction fébrile. La cause principale de cette maladie est une disposition interne se rattachant souvent à un embarras gastrique.

L'érysipèle siége le plus ordinairement au visage, d'où il s'étend facilement au cuir chevelu; quelquefois même, plus sérieux, il se promène sur le corps, mais il se montre d'habitude plus benin.

Dans l'érysipèle peu étendu, accompagné de

peu de fièvre, la diète, des boissons délayantes ou acidules (1, 2, 3, 19, 20), des lavements laxatifs (39, 40) suffisent. Si la maladie est à la face, il convient de recourir aux bains de pieds et à un ou deux laxatifs (23, 24, 30, 31). Lorsque le pouls est fort, plein, fréquent, il faut saigner ou appliquer des sangsues à l'anus, surtout s'il y avait délire, ce qui arrive souvent dans l'érysipèle de la face. On combattrait aussi l'embarras gastrique au moyen d'un vomitif (32, 33) ou d'un purgatif, de l'eau de Sedlitz particulièrement.—Les compresses d'eau de sureau ou de guimauve n'ont pas d'avantages. Des onctions faites avec l'axonge fraîche (graisse de porc) ont paru utiles dans l'érysipèle de la face.

Il y a des érysipèles qui se renouvellent tous les ans, plus souvent même. Peut-on les prévenir par les purgations? Quelquefois oui, souvent non.

ÉRYTHÈME. V. ROUGEURS.

ESQUINANCIE.—C'est l'inflammation des amygdales, qu'on voit gonflées, rouges, rapprochées l'une de l'autre au fond de la bouche, lorsqu'on peut faire ouvrir cette cavité et qu'on abaisse la base de la langue avec le talon d'une cuiller. Cette maladie, qui n'existe souvent que d'un seul côté, est très douloureuse mais sans danger, bien que ses symptômes soient quelquefois effrayants, consistant alors dans la difficulté ou l'impossibilité d'avaler, de bâiller, de parler. Il y a souvent, mais non constamment, de la fièvre.

Dès le début, on pourrait faire avorter l'esquinancie en employant un gargarisme fortement astringent (80) ou des sangsues au cou; mais le plus souvent la maladie est lancée quand on est consulté. Alors si le cas est léger, des gargarismes adoucissants (77), des bains de pieds, des boissons douces et un laxatif suffisent. Lorsqu'il y a fièvre, réaction vive, une saignée est utile. On combat l'embarras gastrique (V. ce mot), s'il existe. Un abcès se forme quelquefois dans l'amygdale et s'ouvre dans la bouche; un pus d'une odeur fétide est rejeté par expuition.

ÉVANOUISSEMENT. V. SYNCOPE.

EXCORIATIONS. V. GERÇURES.

FIÈVRE. — Mot qui s'applique à tout état dans lequel il y a augmentation de la chaleur générale, de fréquence et de force du pouls, avec troubles divers dans les grands systèmes de l'économie. Comme cet état peut dépendre de causes très diverses, il en résulte qu'il y a plusieurs sortes de fièvres.

En général, l'existence de la fièvre est facile à constater; mais cette connaissance est insuffisante, inutile même au point de vue du diagnostic, si l'on ne peut rattacher le mouvement fébrile à la lésion qui le détermine. Or, cette lésion est, primitivement, soit une inflammation de quelque organe, soit une altération miasmatique du sang.

Ainsi, lorsque de la fièvre se manifeste chez un sujet jusqu'alors bien portant, il y a à se demander si elle dépend d'une phlegmasie des poumons, des intestins, du cerveau ou de tout autre organe; ou bien, si c'est le début d'une fièvre continue, d'une fièvre éruptive ou d'une fièvre intermittente (V. ces mots). Par l'étude de la pathologie et l'habitude de la pratique, on reconnaît la nature de la fièvre, sinon le premier jour, du moins dans ceux qui suivent. Jusqu'à ce que cette connaissance soit acquise, on se borne aux précautions générales, c'est-à-dire à la diète, aux délayants

(1, 2, 3, 19, 20), lavements, séjour au lit, etc.; ensuite on se conduit suivant que l'exige la maladie déclarée. Mais disons que, dans la majorité des cas, les précautions générales indiquées peuvent suffire si on y a recours dès le début.

FIÈVRE ADYNAMIQUE.—C'est la fièvre typhoïde grave. (V. ce mot.)

FIÈVRE ATAXIQUE.—C'est une fièvre typhoïde grave avec symptômes ou désordres nerveux.

FIÈVRE BILIEUSE.—C'est tantôt une fièvre inflammatoire (V. ce mot), tantôt une fièvre typhoïde avec symptômes d'embarras gastrique.

FIÈVRE CÉRÉBRALE. — Fièvre qui dépend de l'inflammation, soit du cerveau, soit de ses membranes, et qui s'accompagne du trouble des fonctions auxquelles préside l'encéphale, telles que la perception, l'intelligence, les passions et les mouvements. Cette maladie parcourt deux périodes bien distinctes: la première est caractérisée par l'exaltation des sens, l'agitation, le mal de tête, le délire, l'air égaré, l'intensité de la fièvre; la seconde se manifeste par le collapsus, la faiblesse du pouls, la stupeur, la dilatation des pupilles, l'embarras de la respiration, etc.

La première, qui correspond à l'inflammation cérébrale, doit être combattue par les saignées, les sangsues au cou ou à l'anus, les applications de glace sur la tête, les sinapismes aux pieds et les purgatifs; la seconde, due à un épanchement d'eau ou de pus dans les membranes du cerveau par suite de l'inflammation, exige qu'on diminue cet épanchement par les vésicatoires appliqués aux jambes, à la nuque; par quelques purgatifs, et qu'on ranime le malade au moyen de bouillon de poulet, des potions cordiales (29), etc. — Sans doute le traitement doit être dirigé par l'homme de l'art, mais il est bon que chacun en connaisse les bases.

FIÈVRE ÉRUPTIVE.—Affection dont le phénomène le plus remarquable consiste dans une éruption de taches ou de boutons à la peau, et qui est précédée et accompagnée de fièvre. V. *Rougeole, Scarlatine, Variole, Miliaire.*

FIÈVRE INFLAMMATOIRE. —Un individu présente une fièvre plus ou moins forte, quel nom lui donner? Si le pouls est fréquent et large, la face animée; si, cherchant une lésion d'organe qui l'explique, on n'en trouve pas; si enfin le mouvement fébrile s'éteint et disparaît au bout de sept jours environ, on a eu affaire à une *fièvre inflammatoire.*—C'est une *fièvre éphémère*, si le trouble ne dure que deux ou trois jours.—C'est une *fièvre typhoïde*, s'il persiste au-delà de deux septenaires. Ces *fièvres continues*, qui paraissent être des degrés différents du même état morbide, sont dues à une modification miasmatique du sang, très légère dans la fièvre éphémère, puis qu'un seul accès en débarrasse l'économie; plus prononcée dans l'inflammatoire, où le combat entre la vie et le principe morbifique dure plusieurs jours; encore plus grave dans la forme typhoïde, où la maladie dure un à deux mois et se termine souvent, après l'apparition de lésions de plus d'une sorte, par l'extinction de la vie.

La fièvre inflammatoire est très fréquente à tous les âges, surtout dans la jeunesse. Elle débute souvent par du frisson, de la courbature, et se termine par de la moiteur, des sueurs, quelquefois par des urines sédimenteuses ou une hémorrhagie. Elle n'est pas grave.— Diète, boissons délayantes (1, 2, 3, ou 19, 20), lavements, cataplasmes sur le ventre, cela suffit ordinairement. Pourtant une saignée est utile lorsqu'il s'agit d'un sujet sanguin et d'un mouvement fébrile très prononcé; on applique quelques sangsues aux jambes chez les enfants. Quand il y a constipation ou embarras gastrique, on administre une bouteille d'eau magnésienne ou d'eau de Sedlitz, ou le purgatif n° 30. Craignez la fièvre typhoïde, lorsque le mouvement fébrile se maintient pendant huit à dix jours sans tendance aux efforts critiques signalés plus haut.

FIÈVRE INTERMITTENTE. — C'est une fièvre dont les symptômes cessent et se reproduisent à des intervalles plus ou moins égaux et rapprochés, tous les jours (*fièvre quotidienne*), tous les deux jours (*fièvre tierce*) ou tous les trois jours *fièvre quarte*, et qui est causée par des miasmes marécageux. Elle est, en effet, très commune dans les localités basses et humides, où existent des étangs, des terrains marécageux. Elle règne surtout en automne, souvent épidémiquement. Elle est bénigne ou pernicieuse.

La *fièvre intermittente simple* ou *bénigne* est celle dont les trois périodes (froid, chaleur et sueur) se dessinent bien, et dont l'accès se termine sans présenter de symptôme anormal ni grave. Dans l'intervalle des accès, qui reviennent à peu près à la même heure, tous les jours ou tous les deux jours, le calme est complet. — Le traitement est simple et victorieux. Il faut : 1° pendant l'accès, opposer au frisson des boissons aromatiques chaudes, comme le tilleul par exemple; puis à la chaleur qui lui succède, des tisanes rafraîchissantes, telle que la limonade froide ou tiède, au gré du malade : enfin, pendant la sueur, on prend les précautions voulues pour favoriser cette crise; 2° après l'accès, c'est le moment d'employer le remède souverain, le sulfate de quinine, qui se prend, soit en poudre, dans un pruneau, du pain azyme, des confitures, soit tout simplement dans un peu d'eau, si on ne redoute pas l'excessive amertume du médicament, à la dose de 25, 30, 40 centigr. (5, 6, 8 grains). Il doit être avalé le plus longtemps possible avant l'accès, et son usage doit être continué pendant trois jours au moins; 3° après que la fièvre est coupée, comme l'on dit vulgairement, il faut en craindre le retour si le malade reste pâle, anémique, sans force. Alors on lui conseille la tisane de petite centaurée, d'armoise, d'écorce de saule, qui sont des fébrifuges vulgaires non à dédaigner; une bonne alimentation, du vin vieux, de loin en loin des petites doses de sulfate de quinine ou de vin de Seguin, et surtout, quand la fièvre revient malgré ces moyens, le changement de lieu.

La *fièvre intermittente pernicieuse* est extrêmement grave, non-seulement parce qu'elle est ordinairement mortelle au troisième ou quatrième accès, si on n'a pu la *couper*, mais encore parce qu'elle est facilement méconnue à cause de l'irrégularité de ses périodes qui manquent ou se confondent, et des accidents formidables, tels que délire, douleurs vives, coma, syncope, qui donnent l'idée de toute autre maladie que celle dont il s'agit. — Le sulfate de quinine doit être administré le plus tôt possible et à hautes doses (1 à 2 gram.) dans la journée.

FIÈVRE MILIAIRE. — Connue encore sous le nom de *suette*, cette affection est une fièvre éruptive caractérisée principalement par des sueurs abondantes accompagnées d'une éruption de très petites vésicules et d'un sentiment d'étouffement. Précédée par du malaise et de la lassitude, elle s'annonce par des picotements à la peau, bientôt suivis de taches au centre desquelles se forme un point saillant qui est la vésicule miliaire. L'éruption une fois faite, complète, la peau est rugueuse, la fièvre se modère, ainsi que les sueurs, mais il y a encore de l'oppression. Vers le septième jour commence l'exfoliation ou desquamation.

La maladie est bénigne ou grave, sporadique

ou épidémique. *Bénigne*, elle ne réclame que des moyens simples, des boissons délayantes (1, 3, 5) et la diète. On fait une médecine expectorante. *Grave*, on combat les accidents, tels que délire, soubresauts, phénomènes nerveux, etc., par les sangsues, au cou ou aux jambes, les vésicatoires, les antispasmodiques. etc., suivant les cas.

FIÈVRE PUTRIDE. V. Fièvre typhoide.

FIÈVRE TYPHOIDE. — Fièvre continue de longue durée, due, primitivement, à une altération miasmatique du sang, et, consécutivement, à une lésion intestinale, à une espèce d'éruption qui se forme dans le petit intestin du côté du flanc droit, où, en effet, le ventre offre plus de sensibilité, du météorisme et un bruit de gargouillement. Cette maladie est fréquente, surtout dans la première moitié de la vie; elle règne souvent épidémiquement. Il n'est pas prouvé qu'elle soit contagieuse. Elle diffère de la fièvre inflammatoire, sa parente, par la lésion intestinale qui se produit et dont les différentes périodes d'évolution dessinent les périodes de ses symptômes. Ces périodes sont au nombre de trois: 1° accidents fébriles précédés ou accompagnés de perte de l'appétit, de sensibilité du ventre, de diarrhée, de mal de tête, de saignement de nez; 2° phénomènes de stupeur, c'est-à-dire air d'hébétude, somnolence, réponses lentes, intelligence obtuse, faiblesse extrême, ballonnement du ventre, souvent délire sourd, apparition de petites taches ecchymotiques à la peau; 3° aggravation des symptômes, altération des traits, selles involontaires, embarras de la respiration (V. Agonie), mort. — Une maladie aussi importante que l'est la fièvre typhoïde ne peut être décrite dans ce manuel, qui suppose d'ailleurs chez le lecteur quelques connaissances sur ce point de pathologie, et qui n'a pour but que de venir en aide à la mémoire pour ce qui est relatif au traitement.

La présence du médecin, en rassurant le malade et les parents, est peut-être plus utile que les secours de l'art, car les diverses méthodes de traitement ne paraissent pas fournir des résultats plus sûrs que les moyens hygiéniques simples. C'est triste à dire, mais c'est vrai. Cependant il ne faut être ni sceptique ni fataliste. D'abord, comme il est prouvé que la fièvre typhoïde trouve sa cause occasionnelle dans l'encombrement, les privations, les chagrins, la mauvaise alimentation, les excès de tous genres, il est positif qu'en éloignant ces conditions hygiéniques fâcheuses on pourra prévenir son développement et modérer son intensité. En second lieu, on conseillera la diète, les boissons délayantes (1, 2, 3, 5, 6, ou 19, 20), les lavements et les cataplasmes sur le ventre. Si la fièvre est forte, le pouls développé, on doit faire une saignée, deux peut-être, au début. Des sangsues à l'anus ne peuvent que bien faire dans tous les cas; mais on les appliquerait de préférence sur le ventre, s'il était très douloureux. Il est indiqué de donner de l'eau de Sedlitz lorsqu'il y a constipation ou au moins absence de diarrhée. Il est des médecins qui purgent dans tous les cas et à plusieurs reprises : nous éloignons cette méthode comme toute méthode exclusive. Quand la maladie est caractérisée par une prostration extrême (*fièvre adynamique*), on a recours aux toniques (tisane de germandrée, de quinquina, eau rougie, etc.), aux onctions d'huile de camomille sur le ventre, aux vésicatoires sur les jambes. Puis on attend le reste du temps et des efforts de la nature, que l'on seconde par la combinaison de ces divers moyens.

FISSURE A L'ANUS. — Lorsqu'une personne se

plaint d'éprouver une douleur brûlante dans l'anus, surtout au moment de l'expulsion des matières fécales, sans qu'il existe de tumeurs hémorrhoïdales, on peut soupçonner une fissure ou gerçure cachée dans les plis du pourtour de cette ouverture. Cette affection, due ordinairement à la constipation, est plus fréquente chez la femme que chez l'homme, et est cruellement douloureuse. — On la calme au moyen de demi-lavements huileux, d'onctions avec le cérat opiacé ou belladoné porté à l'aide du doigt, ou de demi-lavements contenant 4 à 10 gram. d'extrait de ratanhia. Ce dernier moyen est même curatif lorsqu'il est employé pendant un certain temps et qu'on a soin d'éviter la constipation. D'autres fois le mal exige une opération chirurgicale.

FLUEURS BLANCHES. — Pour cette maladie essentiellement chronique, d'ailleurs peu grave et peu facile à guérir, nous renvoyons à l'*Anthropologie*. Indiquons seulement les injections vaginales faites avec l'eau de rose, l'infusion de feuilles de noyer, la solution d'alun (4 gram. pour 100 d'eau) comme étant propres à diminuer considérablement l'écoulement.

FLUX DE SANG. V. HÉMORRHOÏDES et DYSENTERIE.

FLUXION A LA JOUE. — Engorgement inflammatoire des joues survenant habituellement à l'occasion d'un mal de dent qui cède ordinairement dès que la fluxion est formée, ou bien sous l'influence d'un courant d'air froid. — Dans le premier cas, l'affection est douloureuse et se termine par résolution au bout de quelques jours, souvent après la formation d'un petit abcès qui s'ouvre dans la bouche : on lui oppose des pédiluves, cataplasmes et lavements. Dans le second cas, c'est une espèce d'œdème non douloureux qui cède à une chaleur douce entretenue par une couche de ouate.

FLUXION DE POITRINE. — On désigne tout à la fois par cette expression, dans le monde, et l'inflammation du poumon et celle de son enveloppe ou de la plèvre. Ces deux maladies sont fréquentes et très dangereuses. Avant la dévouverte de l'auscultation, on les confondait souvent, parce que l'on n'avait pour les différencier que les données fournies par le pouls, les crachats, la douleur et la respiration, données insuffisantes dans bien des cas, mais cependant qui nous guideront seules ici.

Quand un malade se présente avec une fièvre intense, qu'il accuse une douleur dans l'un des côtés de la poitrine et qu'il tousse, il faut craindre l'existence d'une fluxion de poitrine. S'il y a expectoration de crachats mêlés de sang ou comme rouillés, et si la respiration est plus fréquente que de coutume, l'inflammation occupe le poumon (*Pneumonie*); elle s'est emparée de la plèvre (*Pleurésie*), si le point de côté est violent, la toux sèche, la respiration gênée par la douleur. — Dans la pneumonie, le pouls est plein, fort, large; la figure est animée; les crachats sont colorés, visqueux, etc. — Dans la pleurésie, la douleur est le symptôme dominant; elle est pongitive, gêne les mouvements de la poitrine; la face exprime un grand malaise; l'expectoration est nulle ou non sanguine. Dans l'un et l'autre cas la fièvre est vive, persistante; le malade est couché sur le dos, et s'il se met sur le côté, c'est plutôt sur l'un que sur l'autre qu'il préfère rester. Les deux maladies se compliquent souvent : elles ont pour effet, l'une d'engorger le poumon, de rendre son tissu dur, imperméable à l'air; l'autre de produire un épanchement pleurétique qui comprime, ratatine l'organe respirateur. Le but du traitement est d'enrayer l'inflammation et de l'empêcher de produire de tels désordres si souvent mortels.

Soit qu'il s'agisse d'une pneumonie ou d'une pleurésie, les secours que peuvent apporter les personnes auxquelles s'adressent ce résumé sont à peu près identiques. C'est à cause de cela que, pour simplifier, nous avons réuni les deux cas. En effet, lorsqu'on verra un malade présentant une forte fièvre, une douleur sous l'un des seins, de la toux, une respiration gênée ou douloureuse, on devra lui conseiller de se faire saigner au plus tôt, une, deux, trois fois même suivant l'effet produit sur le pouls et l'aspect plus ou moins couenneux du sang. Ce nonobstant, et à plus forte raison si la veine ne peut être ouverte, il faut qu'une forte application de sangsues soit faite sur le point douloureux qu'on couvrira ensuite de cataplasmes. En même temps, diète, boissons pectorales (7, 8), silence, calme. On revient aux sangsues si cela est nécessaire; plus tard, au lieu de cataplasmes, c'est un large vésicatoire qu'on applique *loco dolenti*; contre la constipation, lavements.

Les émissions sanguines sont surtout efficaces au début. Quand on ne peut les employer à cause de la faiblesse du pouls, il faut recourir aux potions contre-stimulantes de kermès (26) ou d'émétique et aux vésicatoires. Mais ici nous nous arrêtons: il faut puiser les conseils dans les traités spéciaux et auprès des hommes de l'art, dont l'intervention est d'ailleurs toujours nécessaire dans ces graves maladies.

FOIE (maladie du). V. HÉPATITE et JAUNISSE.

FOULURE. V. ENTORSE.

FRAICHEUR. — Expression vulgaire désignant,

parmi le peuple, des douleurs fixes ou mobiles dans les membres, accompagnées d'un sentiment de froid sur la peau ou dans la partie. C'est une forme du rhumatisme chronique. V. *Rhumatisme.*

FRELONS (piqûres de). V. INSECTES.

FURONCLE ou CLOU. — Petite tumeur inflammatoire dure et douloureuse avec étranglement des parties cellulo-vasculaires par les mailles du derme, c'est-à-dire avec mortification de ces parties étranglées, d'où la formation du bourbillon. — On ne traite ordinairement pas le furoncle; mais pourtant il convient d'appliquer des cataplasmes, émollients d'abord, puis maturatifs faits avec oignons de lis cuits sous la cendre et pilés, ou bien de l'onguent de la mère, afin de hâter la suppuration. Celle-ci étant formée, on presse la tumeur pour faire sortir le bourbillon.

Quand il s'élève successivement plusieurs furoncles, en divers points du corps, cela indique un état général qui peut réclamer un purgatif, ou un régime doux, suivant l'état du tube digestif.

GALE. — Petites vésicules transparente développées sous l'influence d'un insecte appelé *acarus*, et causant des démangeaisons exacerbantes. Le diagnostic de cette commune maladie est souvent très difficile, parce que les vésicules se présentent toujours déchirées, souvent remplacées par des petits caillots de sang ou des papules de prurigo ou de lichen, et que l'acarus ne peut être vu qu'à l'aide de verres grossissants.

La gale est une affection locale dont le traitement est entièrement local aussi. Il consiste dans divers topiques (eaux, pommades, bains) dont le soufre fait la base. Les formules 58, 70, 71 sont les plus usitées. On emploie les pommades soufrées en frictions deux fois par jour, à la dose de

4 gram. chaque fois. Les lotions s'emploient également matin et soir. Les lotions n° 58 sont irritantes et ne conviennent pas aux femmes ni aux enfants. Les bains simples sont de bons adjuvants; les bains sulfureux (90) sont encore meilleurs. Au bout de 12 ou 15 jours, l'acarus est détruit, et la gale guérie. On change complètement de vêtements après le traitement.

GASTRALGIE. V. GASTRITE.

GASTRITE et GASTRALGIE. — Les douleurs d'estomac sont très fréquentes. Elles dépendent, les unes d'une phlegmasie aiguë ou chronique (*Gastrite*), les autres d'un état nerveux, d'une névralgie des nerfs de cet organe (*Gastralgie*). Il est souvent très difficile de les distinguer les unes des autres, de savoir si on a affaire à une inflammation ou à une névrose de l'estomac. — En général cependant la *gastrite* se manifeste par des digestions difficiles, accompagnées de chaleur aux mains et de malaise; par de la soif, un état pointillé et rouge de la langue; par des besoins factices de manger, de la constipation, des battements à l'épigastre, quelquefois des vomissements; par un état de pâleur, de faiblesse, d'étiolement. — Ce qui caractérise la *gastralgie*, c'est une douleur vive, exacerbante à l'estomac, douleur que n'augmente pas la pression comme dans la gastrite, qui ne s'accompagne pas d'amaigrissement, de rougeur de la langue, de chaleur, de soif, mais souvent au contraire de flatuosités, de palpitations, de crampes d'estomac. L'appétit est tantôt nul, tantôt excessif; les digestions, quelquefois pénibles, sont néanmoins faciles le plus souvent.

Le sujet affecté de gastrite doit observer un régime doux et peu abondant. Il évitera donc tous les stimulants, tels que viandes noires, sauces piquantes, liqueurs fermentées, café, etc.: en un mot, il laissera reposer son estomac autant que faire se pourra. Pour peu que l'inflammation soit aiguë, des sangsues et des cataplasmes seront appliqués sur l'épigastre. L'usage des eaux de Seltz, de Bussang, de Vichy, de Néris, est avantageux. Un vésicatoire volant sur l'estomac produit souvent un bon effet. Il faut avec cela du temps, de la persévérance. Le malade sait bientôt par expérience ce qu'il doit éviter en fait de nourriture, et ce qui peut lui réussir le mieux: quand il s'agit de maladie d'estomac, on doit être en quelque sorte son propre médecin.

Dans la gastralgie, les boissons aromatiques de feuilles d'oranger, de fleurs de tilleul (8 *bis*), d'armoise, etc., soulagent. Quand les douleurs sont vives, l'opium est indiqué (un grain en pilule, ou les potions nº 27, 28). Les eaux gazeuses sont très utiles aussi; le vésicatoire volant sur l'épigastre peut être essayé. Il faut combattre la cause qui peut être un état chlorotique (V. Chlorose), des règles difficiles, une affection de matrice, etc.

GERÇURES. — Rougeurs, crevasses, excoriations qui se forment à la peau des personnes grasses, des enfants potelés, autour du mamelon, aux lèvres, etc., et qui causent des douleurs plus ou moins vives. — Avant tout, et dans tous les cas, on doit mettre en pratique les soins de propreté, les bains et les lotions émollientes d'eau de son ou de guimauve. Il faut saupoudrer de lycopode ou de farine d'amidon les excoriations des enfants potelés et des individus obèses. — Quant aux gerçures du mamelon, cette affection très douloureuse qui rend souvent l'allaitement impossible, il faut faire des onctions avec l'huile fraîche, la pommade de concombre, la pommade à la rose, l'onguent populéum, ou avec un mélange d'eau de chaux et d'huile d'amandes douces (65), auquel on peut ajouter un peu d'opium en cas de vives douleurs.

GOURME. — Nom vulgaire donné à des petites plaques formées sur la peau ou à l'origine des muqueuses, chez les jeunes enfants, par une humeur qui provient d'éruptions exanthémateuses ou pustuleuses et qui se dessèche sous forme d'une croûte (*croûtes de lait*). — Il faut se borner aux soins de propreté; lotionner avec des liquides émollients (47, 48), brosser légèrement le cuir chevelu. Quant il y a irritation, appliquer des cataplasmes de fécule (44), ensuite faire des lotions savonneuses (56). A l'intérieur, sirop de pensée sauvage; tisanes dépuratives (14) chez les enfants sevrés.

GOUTTE. — Sans discourir sur la nature encore inconnue de la goutte et sur ses différentes formes protéiformes, nous devons tout simplement indiquer les précautions à prendre dans un accès de cette affection. — Le repos et un régime diététique sévère sont d'abord observés. S'il y a une articulation douloureuse, enflammée, il faut y appliquer des cataplasmes (43 ou 43 *bis*), des sangsues même en grand nombre, puis faire des onctions avec un liniment calmant (60, 61). Continuer le repos et le régime. — S'agit-il d'une goutte chronique, vague, la médecine a peu de puissance contre elle; heureusement que l'affection n'est ni continue ni grave. Les diurétiques (décoction de chiendent nitrée), les sudorifiques (18) sont employés contre elle. Les eaux de Vichy prises à la source, les pilules de Lartigue, un régime végétal, voilà ce qui réussit le mieux. Pommade résolutive (72) en frictions sur les engorgements articulaires chroniques.

GRAVELLE. — C'est la présence de petits calculs dans les reins et leur passage douloureux de ces organes dans la vessie, en parcourant le canal étroit de l'uretère. Ce passage cause effectivement des douleurs très vives qui s'étendent des lombes au bas du ventre (*coliques néphrétiques*), en suivant la direction de l'uretère, et qui sont suivies le lendemain, ou quelques jours après, de l'expulsion du gravier par l'urètre.

Le sujet prédisposé à la gravelle (il l'est si son urine est habituellement ou par moments chargée de sable, et si ses parents avaient cette maladie) doit s'abstenir de viandes noires, de mets succulents, d'aliments épicés, de vin pur, de travaux de cabinet trop prolongés, de tout excès. Il doit au contraire user d'aliments doux, d'eau rougie seulement aux repas, de bains répétés ; il boira beaucoup, et fera usage des eaux de Vichy, de Seltz ou de Bussang. Ce régime prophylactique convient également à ceux qui sont prédisposés à la pierre.

S'agit-il d'une colique néphrétique déclarée? on lui oppose les bains prolongés, les fomentations et embrocations calmantes (51, 52), les cataplasmes laudanisés (43 *bis*), l'opium à l'intérieur (27, 28) ; et même, si cela est nécessaire, les sangsues sur le trajet de la douleur.

GRIPPE. — Rhume développé sous l'influence de conditions atmosphériques particulières qui le rendent épidémique et qui lui communiquent des caractères spéciaux, tels qu'une grande faiblesse et une prédisposition à la pneumonie. — Quelques jours de repos, de précautions hygiéniques et de l'usage d'une tisane pectorale (7, 8) suffisent ordinairement. S'il y a de la fièvre, il faut craindre quelque complication, une pneumonie par exemple, qui serait d'autant plus dangereuse que le sujet est plus faible et qu'il ne peut être saigné largement.

GUÊPES (piqûres de). V. INSECTES.

HÉMORRHAGIE. V. SAIGNEMENT DE NEZ, PLAIE, PERTES.

HÉMORRHOIDES. — Elles consistent tantôt dans un écoulement de sang non douloureux par l'anus, tantôt dans une fluxion des vaisseaux de la fin du rectum et des tumeurs enflammées siégeant au pourtour de l'ouverture anale. Ces tumeurs se forment périodiquement et font éprouver de vives douleurs causées par leur étranglement. Elles laissent après elles des prolongements festonnés qui deviennent le siége de tumeurs hémorrhoïdales nouvelles.

Pour les guérir d'une manière radicale, il faut enlever ces festons, mais cette petite opération n'est pas sans danger. Il vaut mieux prévenir et adoucir le mal : le prévenir en évitant les aliments échauffants, les longs travaux de cabinet, la constipation ; le calmer, en faisant des onctions avec l'onguent populéum, une pommade contenant de l'extrait de belladone ou de l'opium ; en se mettant dans les demi-bains tièdes, etc. Si les tumeurs sont sorties, étranglées et très douloureuses, il faut appliquer dessus des sangsues. Le flux hémorrhoïdal ne réclame aucun traitement.

HÉPATITE. — Inflammation du foie. A l'état aigu, cette maladie est peu fréquente; elle l'est davantage à l'état chronique, qui cause une foule d'altérations, appelées autrefois *obstructions du foie.*

L'importance de ce point de pathologie nous oblige à renvoyer le lecteur à l'*Anthropologie.* Disons cependant que quand un sentiment de gêne ou de douleur au flanc droit, une teinte ictérique de la peau, du dépérissement, etc., font présumer que le foie souffre, est congestionné ou enflammé, il faut conseiller des sangsues à l'anus, un laxatif doux (huile de ricin), une tisane délayante et diurétique (2), l'eau de Vichy et un régime très doux.

HUMEURS FROIDES. V. SCROFULES.

HYDROPISIE. — Épanchement de sérosité, soit

dans le tissu cellulaire (*œdème, anasarque*), soit dans les cavités séreuses (*hydropisie*). Elle dépend de causes pathologiques trop complexes pour qu'il en soit fait mention ici. (Voir *l'Anthropologie*, art. HYDROPISIE.) — Indiquons les moyens les plus propres à diminuer et à dissiper l'épanchement.

Ces moyens consistent à augmenter les sécrétions urinaire, intestinale et cutanée, afin d'affamer en quelque sorte les vaisseaux absorbants et de les forcer à s'emparer de l'eau épanchée. On excite surtout la sécrétion urinaire à l'aide des tisanes diurétiques de chiendent, de queues de cerises, dans lesquelles on ajoute, par litre, 4 gram. de sel de nitre et 60 gram. de sirop des cinq racines. Des frictions avec les teintures de digitale et de scille agissent aussi de la même manière. Il est également indiqué d'administrer de temps en temps des purgatifs. Ce traitement convient dans les hydropisies de bas-ventre, de poitrine, du tissu cellulaire, pourvu que le canal intestinal soit en bon état. En même temps on combat soit la maladie du cœur, soit celle du foie, etc., qui cause l'épanchement.

L'œdème du bas des jambes réclame des fomentations toniques et astringentes avec le vin aromatique, l'eau blanche, etc.

INCONTINENCE NOCTURNE D'URINE. — L'enfance est très sujette à cette affection, qui se prolonge souvent jusqu'à la puberté chez les deux sexes. Elle dépend ou d'une irritation de la vessie, ou plus souvent d'une atonie du col de cet organe. Dans le premier cas, ce sont des cataplasmes émollients sur le bas-ventre qui conviennent; dans le second cas, qui est, nous le répétons, le plus fréquent, ce sont au contraire les frictions toniques avec le vin aromatique, l'eau-de-vie, la teinture de noix vomique, ou bien encore un *petit* vésicatoire sur la région du bas-ventre, des bains froids ou d'eau salée, etc.

INDIGESTION. — Différentes causes physiques et morales peuvent troubler l'acte digestif. Dans le plus faible degré de l'indigestion, lorsqu'il n'y a que sentiment de plénitude, de gêne à l'estomac, il suffit de prendre une infusion de thé, de feuilles d'oranger ou une faible quantité de liqueur spiritueuse, telle que l'eau-de-vie, le rhum ou le kirch. Dans un degré plus avancé, lorsque surviennent des vomissements, qui soulagent toujours, on doit les favoriser en avalant de l'eau tiède; on les provoquera même au moyen de l'émétique (33) dans le cas où ils ne s'effectuent pas et où il y a malaise, anxiété, signes de compression cérébrale. Il peut arriver que l'indigestion simule un véritable état apoplectique, qu'elle le détermine même : le cas est embarrassant. Il faut débuter alors par des lavements purgatifs (40, 41), puis donner l'émétique, et enfin saigner si le malade ne reprend connaissance.

INSECTES (piqûres d'). — Les piqûres de cousins, d'abeilles, de guêpes, ne sont qu'incommodes lorsqu'elles sont en petit nombre; mais dans le cas contraire elles peuvent être dangereuses. Les piqûres de cousins cependant n'ont jamais de suites sérieuses. On calme la cuisson qu'elles occasionnent au moyen de lotions avec l'eau fraîche vinaigrée. Les piqûres des autres insectes s'accompagnent de petites tumeurs rouges, dures, enflammées et douloureuses, qui disparaissent au bout de quelques jours. L'aiguillon reste souvent dans la plaie; si on l'y voit armé de la vésicule qui renferme le venin, il faut couper avec des ciseaux tout ce qui fait saillie, en évitant d'appuyer sur la vésicule, puis on l'extrait, et l'on fait des lotions d'eau vinaigrée ou salée.

JAUNISSE ou ICTÈRE. — Par l'effet d'une maladie du foie ou tout simplement d'une perturbation nerveuse générale ou locale, la sécrétion biliaire se trouble et le principe colorant de la bile pénètre dans le sang, d'où teinte jaune et démangeaisons à la peau.

La jaunisse par cause nerveuse survient après un accès de colère, une frayeur, une vive douleur. Souvent elle est le résultat d'une irritation légère du foie, auquel cas il y a sensibilité, sentiment de gêne dans l'hypochondre droit. Le traitement est simple : bains, lavements, tisane délayante (1, 2), ou acidule (19, 20); s'il y a constipation, laxatif ou léger purgatif (huile de ricin); dans le cas de pléthore, d'irritation du foie, sangsues à l'anus, régime doux, occupations peu fatigantes. La jaunisse dure quatre à cinq semaines. Si elle va au-delà, c'est que probablement il y a maladie organique du foie.

LUMBAGO. — Douleurs rhumatismales aiguës siégeant dans les muscles des lombes, et gênant ou empêchant les mouvements de flexion et d'extension du tronc. La maladie est aiguë ou chronique. Dans le premier cas elle ne dure que quelques jours, et on la combat par des cataplasmes laudanisés (43 *bis*), les embrocations calmantes (60), des boissons diaphorétiques, et, s'il y a vives douleurs, par la saignée ou mieux encore les sangsues ou les ventouses sur la région lombaire. —Contre le lumbago chronique, affection rebelle, employez frictions stimulantes, liniments excitants (62, 63, 64), vésicatoires, douches de vapeurs, électricité.

MAL D'AVENTURE. V. PANARIS.

MAL D'ESTOMAC.—Pour le vulgaire, c'est toute sensation pénible ayant son siége dans la région épigastrique. Mais l'estomac y est souvent étranger attendu que nombre de maladies retentissent sur ce viscère important. S'il s'agit réellement d'une douleur ayant primitivement son siége à l'estomac, c'est à une gastrite ou à une gastralgie (V. ces mots) qu'on a affaire.

MAL CADUC. V. ÉPILEPSIE.

MAL DE DENT. V. ODONTALGIE.

MAL DE GORGE. V. ANGINE, ESQUINANCIE.

MAL DE REINS. V. LUMBAGO.

MAL DE TÊTE. — Les maux de tête sont très fréquents. Les uns sont l'effet symphatique d'une maladie de quelque organe éloigné, d'une simple fièvre ; d'autres dépendent d'une maladie organique du cerveau ; dans tous les cas, c'est l'affection première qu'il faut attaquer ; d'autres sont constitués par un simple état névralgique de l'encéphale ou des nerfs de la tête et de la face (*Migraine*). — La migraine est rebelle. Dans l'accès, silence, obscurité, pédivule, laxatif. Si les accès sont réguliers dans leurs retours, sulfate de quinine. V. le mot *Névralgie*.

MAL DE VENTRE. V. COLIQUE.

MIGRAINE. V. MAL DE TÊTE.

MILIAIRE. V. FIÈVRE MILIAIRE.

MILLET. V. MUGUET.

MORSURES VENIMEUSES. V. PLAIES VENIMEUSES.

MUGUET. — Exsudation de petites concrétions blanchâtres sur les parois de la bouche chez les enfants à la mamelle. Lorsqu'elle est locale, cette maladie cède aux collutoires émollients (77) dans la première période, aux collutoires astringents (79, 80) dès qu'apparaît l'exsudation. Ces topiques sont employés à l'aide d'un pinceau.

Le muguet est souvent l'accompagnement d'un état plus grave, ordinairement d'une inflammation du canal intestinal qui exige, outre les collutoires susdits, des cataplasmes, lavements et boissons adoucissantes.

NÉVRALGIE.—Toute douleur vive, exacerbante que n'augmente pas ou qu'augmente à peine la pression et qui ne s'accompagne pas de fièvre, est une névralgie, c'est-à-dire une affection douloureuse des nerfs, affection due, soit à une plaie ou déchirure, soit à une métastase rhumatismale ou goutteuse, soit tout simplement à une exagération de la sensibilité des nerfs. Dans le premier cas, il faut traiter la solution de continuité (V. Plaies, Odontalgie); dans le second cas, le rhumatisme ou la goutte.

La névralgie proprement dite ou par excès de sensibilité nerveuse, réclame les onctions calmantes (60, 61), le vésicatoire volant surtout, et même les sangsues et les ventouses. Les névralgies sont très communes à la face : sangsues derrière l'oreille, vésicatoires volants répétés, chaleur douce, quelques petites doses d'opium, voilà ce qui convient contre elles.

NOUURE. V. RACHITISME, dans l'*Anthropologie*.

ODONTALGIE.—Mal de dent. Ou il s'agit d'une douleur disséminée dans la mâchoire, sans existence de carie dentaire, ou bien celle-ci est le point de départ, la cause du mal. Dans le premier cas, il s'agit d'une véritable névralgie (V. ce mot); dans le second cas il faut, pour calmer la douleur, porter dans la dent cariée une petite boulette de coton imbibée de laudanum de Rousseau, ou de créosote, pour engourdir ou cautériser le nerf. S'il vient une fluxion (V. ce mot), le mal cède. Mais on n'est guéri tout-à-fait, que quand on a fait extraire la dent.

OPHTHLALMIE.—Nous renvoyons à l'*Anthropologie* pour ce qui concerne cette affection multiple. D'abord il faut distinguer si les paupières sont malades ou si c'est le globe oculaire. Les blépharites sont peu dangereuses et peuvent attendre sans inconvénient les secours de l'art. Nous pourrions en dire autant des maladies du globe oculaire, et renvoyer à une autre source pour leur traitement. Mais voici des préceptes généraux très utiles à suivre:

Quand un œil se présente rouge, larmoyant, douloureux, etc., il faut prescrire des pédiluves, un ou deux purgatifs avec de l'eau de Sedlitz, des collyres, d'abord émollients (85), mais bientôt rendus astringents (86). Si l'inflammation oculaire est intense, il est indiqué de saigner et d'appliquer des sangsues derrière l'oreille, du côté de l'œil affecté et de se servir de la formule n° 87. Diète, boissons délayantes, préservation de l'air froid, des poussières et du vent.

OREILLONS ou OURLES. — Engorgement inflammatoire de la glande et du tissu cellulaire situés derrière l'oreille, survenant chez les enfants, surtout sous l'influence du froid humide ou d'une cause atmosphérique inconnue. — Que la partie soit tenue chaudement au moyen d'une couche de ouate, cela suffira souvent. Cependant si la maladie coïncide avec la disposition d'un suintement aux oreilles, il faut rappeler celui-ci en appliquant des cataplasmes chauds. Il peut rester un engorgement indolent qui se dissipe lentement sous l'influence de frictions résolutives (72).—Il y a des oreillons critiques d'une maladie générale plus ou moins grave. On applique dessus des cataplasmes, et s'ils abcèdent, on donne issue au pus par une ponction.

PALPITATIONS. — Elles dépendent, soit d'une maladie organique du cœur, soit d'un simple état anémique, c'est-à-dire du manque de sang suffisant, soit d'un état nerveux. Dans le premier cas les palpitations sont fortes, continues, et réclament la digitale à l'intérieur (poudre, 10 centigr.) et en friction (teinture de dig.), la liberté du ventre, des sangsues à l'anus, un régime doux et le repos. — Dans le second cas, on fait le contraire, en quelque sorte, c'est-à-dire qu'on augmente et la quantité du sang par un régime tonique, et sa qualité par les ferrugineux. — Enfin dans le troisième cas, les infusions de tilleul, de feuilles d'oranger avec addition de quelques gouttes d'éther; la distraction, le contentement de l'esprit et du cœur, feront disparaître promptement les palpitations intermittentes dues au trouble nerveux.

PANARIS. — Inflammation de l'extrémité du doigt, survenant à la suite d'une piqûre ou coupure, quelquefois sans cause connue (*mal d'aventure*). Le gonflement n'est pas très considérable à cause de la résistance des tissus, mais la douleur est vive, atroce, précisément à cause de l'étranglement des nerfs nombreux de la partie. — Aussi le meilleur traitement consiste-t-il dans le débridement, c'est-à-dire dans une incision faite longitudinalement sur la face palmaire du doigt. Cela n'empêche pas que les cataplasmes et les manuluves émollients, les sangsues, la position élevée de la main tenue en écharpe, ne soient des moyens excellents. Il faut proscrire les onguents maturatifs, car ils augmentent les douleurs sans profit.

PERTES. — C'est le nom vulgaire donné aux écoulements blancs et rouges par les organes génitaux de la femme. Les premiers constituent les flueurs blanches (V. ce mot), les seconds les règles immodérées et les hémorrhagies utérines.

Quand une femme se plaint de perdre du sang plus qu'à l'ordinaire, il faut s'informer d'abord si elle est ou non enceinte, si elle a ou non passé son temps critique, enfin si elle vient d'accoucher. Lorsqu'il n'y a pas grossesse, il s'agit de règles abondantes dont on modère la quantité en prescrivant le repos, la position horizontale, le siége étant un peu élevé, l'application d'un sinapisme entre les épaules, des boissons acidules froides (19), la saignée du bras même en cas de pléthore. Si la femme avait passé son temps critique, il faudrait examiner sa matrice qui pourrait alors offrir quelque maladie organique, telle que polype, ulcère, cancer.

La perte qui se manifeste chez une femme enceinte annonce une fausse couche prochaine. On peut éviter celle-ci au moyen du repos absolu, d'une saignée modérée, de quelques applications froides et surtout de petits lavements froids laudanisés.

Après un accouchement ou une fausse couche, les pertes sont plus sérieuses. Il faut leur opposer les applications froides sur le ventre, les boissons glacées, le seigle ergoté; le tamponnement même. Lorsqu'après un avortement il survient périodiquement des pertes abondantes, on peut les attribuer au délivre resté en tout ou en partie dans la matrice.

PETITE ROUGEOLE. V. ROUGEOLE.

PETITE VÉROLE. V. VARIOLE.

PHLEGMON.—Inflammation du tissu cellulaire.

Le panaris et le furoncle sont des petits phlegmons; mais la maladie est le plus souvent très étendue. Elle est fréquente aux membres. L'inflammation est vive, douloureuse et se termine presque toujours par suppuration, ce qui donne lieu à un abcès plus ou moins considérable.

Quand une partie devient chaude, douloureuse, tuméfiée, il faut y appliquer des sangsues en grand nombre et des cataplasmes, afin d'éviter la suppuration. Si la phlegmasie n'est pas dominée, l'abcès se forme au bout de quelques jours : alors on sent la fluctuation; et si on ne pratique pas une ouverture avec le bistouri, ouverture indiquée d'ailleurs, la peau s'amincit et s'ulcère pour donner issue au pus. Après l'incision on continue les cataplasmes jusqu'à ce que le foyer se soit entièrement vidé. La guérison s'opère ensuite.

Dans le phlegmon très étendu d'un membre, il faut faire de larges incisions afin de débrider, de faire cesser l'étranglement, de donner issue aux liquides, de dégorger, d'arrêter enfin le travail de suppuration qui menace de décoller tous les muscles et la peau, ce qui constitue un état très grave, et par lui-même et par la fièvre et le dépérissement qu'il cause.

PHTHISIE PULMONAIRE.—Développement dans le tissu du poumon d'une matière blanche appelée tubercule, qui se montre sous forme de petits grains plus ou moins nombreux, lesquels grossissent, se réunissent et se ramollissent, puis sont expectorés, et laissent des ulcères et des cavernes dans le parenchyme pulmonaire, ce qui donne lieu à de la toux, des crachements de sang, de la fièvre, du dépérissement, à une expectoration purulente, à des sueurs et de la diarrhée, enfin à la mort au bout d'un temps extrêmement variable.

On peut dire que la phthisie est incurable; aucun traitement n'a pu en arrêter le développement ni les effets; et, s'il y a des cas rares de guérison, ils sont dus à la nature plutôt qu'à l'art. Le médecin ne peut que soulager les malades, prolonger leur existence. Pour cela il fait la médecine des symptômes; c'est-à-dire qu'il calme la toux sèche et quinteuse par des boissons douces (7, 8, 25), des potions opiacées (27); qu'il facilite l'expectoration au moyen de la tisane de lichen (10), de lierre terrestre; qu'il tonifie la poitrine à l'aide de l'eau-Bonnes; qu'il modère, arrête le dévoiement en ordonnant des lavements d'amidon (37), des tisanes astringentes et calmantes (13); qu'il soutient les forces par une alimentation douce mais substantielle; par quelques toniques tels que le fer, le chocolat ferrugineux, etc. L'opium est la providence du poitrinaire; ce médicament calme la toux, le dévoiement, les douleurs, et combat l'insomnie. Outre les formules 27, 28, 37, nous signalerons les pilules de cynoglosse dont le malade prend une ou deux le soir.

PIQURES VENIMEUSES. V. INSECTES.

PLAIES.—Les petites plaies ont été mentionnées sous le titre de coupures. (V. ce mot.) Les plaies plus étendues ne doivent pas nous occuper à cause des connaissances chirurgicales qu'elles exigent. (V. l'*Anthropologie*). Disons cependant qu'il faut les laver à l'eau fraîche, en rapprocher les bords aussi exactement que possible, et tenir ceux-ci en contact immédiat au moyen de bandelettes d'emplâtre collant et même de la suture. La cicatrisation se fait généralement vite quand la réunion immédiate a pu être opérée. Quand cette réunion est impossible, la plaie doit suppurer : alors on la panse chaque jour avec un linge troué enduit de cérat, par dessus lequel on met une couche de charpie, ou simplement à l'aide de cette charpie formant une espèce de gâteau qu'on enduit aussi de cérat. Une compresse est appliquée sur le petit appareil, et le tout est maintenu à l'aide de tours de bande.

PLAIES VENIMEUSES. — Il n'est pas question des piqûres d'insectes, car nous en avons parlé déjà (V. Insectes), mais des morsures d'animaux venimeux, tels que la vipère et le chien enragé, et des plaies par instruments malpropres.

Morsure de la vipère. Aussitôt après l'accident, une douleur vive se fait sentir dans tout le membre, qui se gonfle ; — surviennent des faiblesses, de l'angoisse, des déjections bilieuses, des sueurs froides et de la fièvre ; quelquefois il se forme un point gangréneux dans la petite plaie. Ces accidents sont plus prononcés l'été que l'hiver, parce que le venin de l'animal est plus actif pendant les chaleurs. Rarement ils causent la mort. — Il faut se hâter de laver la blessure avec de l'eau simple ou mieux salée, avec de l'urine même ; on la cautérise avec un acide, le nitrate d'argent ou un fer incandescent. On fera bien d'appliquer une ligature circulaire au-dessus de la plaie pour empêcher l'absorption et la circulation du venin. Quant aux accidents généraux, s'ils se développent, on les combat par des boissons ou potions cordiales (29) dans lesquelles entrent l'ammoniaque, l'éther, le sirop d'écorce d'orange, par l'eau vineuse, etc. Toutes les deux heures 4 à 16 gouttes d'ammoniaque prises dans un peu d'eau sucrée, voilà un excellent remède, dit-on.

Morsure du chien enragé.—Inutile de décrire les accidents de la rage. — Aussitôt après la morsure, il faut détruire le virus et empêcher son absorption et son importation dans le torrent circulatoire, au moyen de la ligature circulaire du membre et de la cautérisation. Il faut donc agir comme pour la morsure de la vipère, seulement avec plus de soin encore et de promptitude : lavez, ventousez la plaie ; lotionnez avec eau salée, urine, etc., débridez et cautérisez avec l'eau forte, le vitriol ou le feu. Si l'on est consulté longtemps après l'accident. cela n'empêche pas de cautériser, parce que c'est le seul moyen sur lequel il soit permis de compter. — Une fois la rage déclarée, la médecine est tout, à-fait impuissante.

Plaies par instruments imprégnés de substances vénéneuses ou putrides. — Lavez (55, 59), pressez, ventousez la plaie d'après les préceptes et la théorie ci-dessus. Toniques et antiseptiques (11, 29, 55) contre les effets adynamiques.

PLEURÉSIE. V. FLUXION DE POITRINE.

POINT DE COTÉ. — Le vulgaire donne ce nom à toute douleur située en un point de la poitrine ou du ventre et gênant la respiration. Ce n'est pas une maladie, mais un symptôme. — Le point de côté dépend, soit d'une douleur rhumatismale fixée dans les muscles intercostaux, soit d'une pleurésie ou inflammation de l'enveloppe du poumon, soit d'une névralgie intercostale. — Dans le premier cas (*pleurodynie*), il n'y a pas de fièvre et on a recours aux cataplasmes laudanisés (43 *bis*), aux sangsues, ou bien à l'application d'un emplâtre de poix de Bourgogne, suivant que la douleur est vive ou médiocre. Dans le second cas (*pleurésie*), il y a toux, fièvre, etc., et c'est alors le traitement de la pleurésie qui convient ; enfin dans le troisième cas (*névralgie*), c'est le vésicatoire qui réussit le mieux.

POITRINE (maladie de). V. PHTHISIE.

POUX. — Ces insectes sont de trois espèces. 1° Ceux de la tête sont très communs chez les enfants pauvres ou qui ont mal au cuir chevelu. Pour les détruire, employez souvent le peigne, coupez les cheveux et lotionnez avec décoction de petite centaurée ou eau de savon tiède. 2° Ceux du corps disparaissent par l'emploi des bains sulfureux (90), alcalins ou mercuriels. 3° On se débarrasse des poux du pubis au moyen de frictions avec un peu d'onguent mercuriel.

RACHITISME. Renvoi à l'*Anthropologie*.

RAGE. V. PLAIES VENIMEUSES.

RETENTION D'URINE. Renvoi à l'*Anthropologie*.

RHUMATISME.—Affection inflammatoire d'une nature particulière affectant ordinairement les tissus fibreux des articulations et les muscles, et pouvant se porter sur les principaux organes où il détermine des accidents en apparence graves. —1° Le rhumatisme articulaire est aigu ou chronique. La forme aiguë cause de vives douleurs et de la fièvre : on la combat au moyen de la saignée, des sangsues sur les articulations envahies, des cataplasmes et des purgations légères. La forme chronique est peu fréquente : elle exige les sudorifiques, les vésicatoires, les pommades résolutives (72). — 2° Le rhumatisme musculaire est au contraire le plus souvent chronique et très mobile de sa nature. On l'attaque par les sangsues quand il y a vive douleur, surtout aux reins et au cou (V. *Lumbago* et *Torticolis*), par les cataplasmes laudanisés (43 *bis*) ; au contraire par les frictions excitantes (62, 63) lorsqu'il y a sensation de froid à la peau ; par les vésicatoires, la flanelle sur la peau. — 3° Le rhumatisme viscéral occasionne des coliques, du dévoiement quand il est sur les intestins : on calme ces symptômes au moyen du bain et d'une potion opiacée (28). Toutes les douleurs des membres, les inquiétudes et une foule de phénomènes insolites sont dus au rhumatisme vague chronique, affection dont très peu de personnes soient totalement exemptes.

RHUME DE POITRINE. V. CATARRHE.

RHUME DE CERVEAU. — C'est l'inflammation catarrhale de la membrane muqueuse des fosses nasales. Cette affection est légère et le plus souvent abandonnée à elle-même. — Pédiluves, précautions contre le froid.

ROUGEOLE. — Fièvre éruptive spéciale à l'enfance, quoique les adultes n'en soient pas exempts. Quand un enfant présente un mouvement fébrile prononcé avec toux, enchifrènement, larmoiement, rougeur des yeux, on peut annoncer une rougeole, surtout s'il ne l'a jamais eue. Au bout de trois à cinq jours, l'éruption s'annonce par des taches rouges qui se montrent d'abord à la face, au cou, puis sur la poitrine, etc., et qui, après avoir couvert le corps, pâlissent et disparaissent quelques jours après, etc. La fièvre tombe ordinairement dès que l'éruption est faite; mais la toux persiste souvent longtemps après. Lorsque cette éruption ne se fait pas, il faut craindre quelque inflammation du côté de la poitrine; mais rarement cette complication a lieu, à moins qu'il ne s'agisse de certaines épidémies de rougeole grave, ou que le malade ait commis des imprudences, ne se soit refroidi, par exemple.

Dès qu'un enfant a de la fièvre, il faut le coucher et le tenir chaudement, à plus forte raison si l'on juge par les prodrômes qu'il doit avoir la rougeole. On le met à la diète; on lui fait boire une infusion de fleurs de mauve et de bourrache mélangées, ou toute autre tisane pectorale. Un cataplasme sur le ventre ne peut que favoriser l'éruption. Quand la fièvre est tombée, on peut ajouter un peu de lait à la tisane de mauve ou de violette. Sur la fin, un laxatif (manne ou huile de ricin) est utile. Contre la persistance de la toux, vésicatoire au bras.

Nous ne parlons pas des accidents qui peuvent survenir, parce qu'alors l'assistance des personnes charitables doit être remplacée de toute nécessité par celle du médecin. V. d'ailleurs l'*Anthropologie*.

ROUGEURS. — Les enfants à la mamelle, surtout ceux qui sont potelés et tenus malproprement, sont sujets à une inflammation superficielle de la peau, qui se montre surtout aux fesses, aux aines et aux bourses. On calme ces rougeurs au moyen de lotions et même de bains d'eau de son ou de guimauve (88), et on les saupoudre de farine d'amidon quand il y a excoriations et suintement.

SAIGNEMENT DE NEZ. — Chacun sait combien les jeunes gens saignent facilement du nez: c'est une exhalation sanguine de la muqueuse nasale par laquelle l'économie se débarrasse du trop plein. L'hémorrhagie s'arrête bientôt d'elle-même; mais il peut arriver qu'elle continue ou soit assez abondante pour affaiblir, et même mettre en danger les jours du sujet. Qnand cela a lieu il faut faire renifler de l'eau froide, une dissolution d'alun, appliquer sur le front des compresses d'eau fraîche, d'oxycrat (22), l'exposer à l'air frais, la tête étant tenue élevée, lui plonger les pieds et les mains dans de l'eau très chaude et même sinapisée (92), afin de détourner le sang. Quelquefois ces moyens restent sans succès; alors il n'y a plus d'espoir que dans le tamponnement. V. l'article Epistaxis dans l'*Anthropologie*.

SCARLATINE. — Fièvre éruptive précédée et accompagnée de mal de gorge, et caractérisée par l'apparition à la peau de petits points rouges granités ou de plaques irrégulières d'un rouge framboisé. Le mal de gorge est le symptôme précurseur, comme la toux l'est dans la rougeole; il y a souvent en sus des nausées, des vomissements, parfois des phénomènes nerveux. Vingt-quatre ou quarante-huit heures après le début, l'éruption apparaît; elle ne fait pas tomber la fièvre comme dans la rougeole, et l'angine persiste. Dans certaines épidémies, cette angine est le phénomène le plus sérieux, soit parce que la vivacité de l'inflammation de la gorge empêche l'éruption de se faire, soit parce que cette inflammation est d'une nature mauvaise, gangréneuse. Du cinquième au sixième jour l'éruption pâlit, la fièvre tombe et le mal de gorge disparaît enfin. La rougeur est remplacée par une desquamation très marquée qui fait que l'épiderme se soulève par plaques. — Des symptômes graves peuvent se montrer du côté du système nerveux, de la poitrine et de la gorge : on doit en être averti pour qu'on appelle à temps l'homme de l'art.

Le traitement est celui de la rougeole au début : boissons pectorales (7, 8), diète, séjour au lit, pédivules. On peut permettre des boissons acidulées, ce qui ne conviendrait pas dans la rougeole. Lorsque la fièvre est intense, chez l'adulte, une saignée ou des sangsues à l'anus sont indiquées : si le mal de gorge est violent, on l'attaque par des sangsues sur les côtés du cou, des gargarismes (77, 78). Les gargarismes seraient toniques, antiseptiques (décoction de quinquina), si l'angine était gangréneuse; mais cette forme est très grave, et heureusement rare, hors le temps d'épidémie; elle réclame les vésicatoires aux jambes, la tisane de quinquina, etc.

SCORBUT.—Cette maladie qui consiste dans un appauvrissement général de la constitution, une défibrination du sang, des ecchymoses spontanées, des hémorrhagies, est rare. On observe assez souvent cependant : 1° une sorte de scorbut local borné aux gencives qui deviennent saignantes, molles, avec déchaussement des dents ; 2° des ulcères à bords saillants et à surface fongueuse et saignante de mauvais aspect. Dans le premier cas il faut se rincer la bouche avec quelque gargarisme astringent (79, 80), frotter légèrement les dents avec une brosse douce chargée d'un peu de poudre de quinquina. Cela ne suffit pas lorsque ces gencives semblent vouloir tomber en lambeaux : alors on les touche avec une forte dissolution d'alun, ou un mélange de miel rosat et d'acide hydrochlorique (82, 83). Le suc de citron seul pourrait réussir. Dans le second cas, c'est au régime tonique, aux soins hygiéniques surtout qu'il faut recourir, sans quoi les ulcères n'ont nulle tendance vers la guérison

SCROFULES.—Il faut distinguer : 1° l'état scrofuleux, c'est-à-dire une certaine altération des fluides blancs et des vaisseaux lymphatiques qui prédispose aux engorgements indolents et chroniques; 2° le développement de ces engorgements qui persistent plus ou moins et se terminent tantôt par des abcès froids, tantôt par des indurations, des tumeurs d'un aspect pâteux, blanc, coïncidant avec une constitution lymphatique. Dans les deux cas il faut prescrire les fortifiants, c'est-à-dire une bonne alimentation, le vin vieux, l'exposition au midi, les vêtements de flanelle, l'usage des tisanes toniques (17), du vin antiscorbutique, des frictions et bains aromatiques chez les enfants, sans compter l'huile de foie de morue, les préparations iodées, etc.

DÉFAILLANCE. V. SYNCOPE.

ÉVANOUISSEMENT. V. SYNCOPE.

SUETTE. V. FIÈVRE MILIAIRE.

SYNCOPE. — Perte du sentiment et du mouvement, et suspension momentanée de la respiration. La *défaillance* et l'*évanouissement* sont ses premiers degrés. Sans parler de ses causes qui sont variables (V. l'*Anthropologie*), voici ce qu'il convient de faire dans tous les cas où une personne se *trouve mal* : Placez-là dans la position horizontale ou couchée, afin de favoriser l'arrivée du sang au cerveau et de congestionner cet organe pour la ranimer; desserrez ses vêtements pour rendre la circulation plus libre. Faites respirer de l'éther, du vinaigre, un air pur et frais, et frictionnez la peau.

TOUX. V. RHUME, FLUXION DE POITRINE, COQUELUCHE.

ULCÈRES.—Les ulcères sont fréquents aux jambes, où ils n'ont que peu de tendance à guérir à cause que, le plus souvent, ils sont entourés de varices (V. ce mot), et que la circulation est peu active dans ces parties, le sang étant obligé de progresser dans un sens contraire aux lois de la pesanteur. Aussi les individus qui se tiennent constamment debout par profession, sont-ils ceux chez qui les ulcères des jambes se guérissent le plus difficilement.

Ce qu'il y a de mieux à conseiller, c'est la position horizontale du membre, des lotions avec de l'eau blanche (53), et la compression uniforme de toute la partie jusqu'au genou, au moyen d'un bas lacé ou d'un bandage roulé, appliqué suivant les règles de l'art. Quand l'ulcère est douloureux, enflammé, on y applique des cataplasmes; quand il est atonique, blafard, on le recouvre de bandelettes de diachylon, etc.

VAPEURS. V. HYSTÉRIE ET CHLOROSE.

VARICES. — Dilatations des veines. Elles sont fréquentes aux jambes à cause de la difficulté qu'éprouve le sang à remonter, surtout chez ceux qui travaillent debout, qui portent des jarretières serrées, chez les femmes enceintes, etc. Il faut comprimer uniformément le membre au moyen d'un bandage roulé, d'un bas lacé ou mieux encore du bas élastique Leperdriel. Il faut éloigner la cause. Une blessure, une simple écorchure à la peau qui recouvre les veines dilatées, peut être suivie d'un ulcère (V. ce mot) très long à guérir, à cause de l'engorgement permanent des tissus.

—

FORMULAIRE.

TISANES ET APOZÈMES.

1. *Tisane commune.*

Racine de réglisse contuse,	8 gram.
Eau bouillante,	1 litre.

Faites infuser pendant deux heures et passez.

2. *Tisane de chiendent.*

Chiendent,	20 gram.
Eau,	1 litre.

Lavez le chiendent à l'eau froide, contusez-le, faites bouillir pendant une heure dans suffisante quantité d'eau pour obtenir un litre de tisane. Passez et décantez. Edulcorez avez sucre ou sirop.

3. *Tisane d'orge.*

Orge entière,	20 gram.

Lavez l'orge à l'eau tiède; faites la bouillir ensuite dans suffisante quantité d'eau jusqu'à ce que le grain soit crevé et que le liquide soit réduit à un litre. Passez à travers une étamine claire. Edulcorez avec racine de réglisse, 12 gram., ou avec du sucre ou un sirop.

4. *Tisane de riz.*

Riz,	15 gram.

Faites bouillir dans quantité d'eau suffisante pour obtenir un litre de tisane, jusqu'à ce que le riz soit crevé; passez à travers une étamine claire. Edulcorez comme ci-dessus. — En sucrant avec le sirop de coing, on donne à cette tisane des propriétés astringentes.

5. *Tisanes d'orge mondé et de gruau.*

Elles se préparent comme la précédente.

6. *Tisane de gomme.*

Gomme arabique entière,	15 gram.
Eau froide,	1 litre.

Lavez la gomme à l'eau froide et faites la dissoudre à froid dans un litre d'eau; passez à travers une étamine. Sucrez.

7. *Tisane de violette.*

Fleurs de violette,	8 gram.
Eau bouillante,	1 litre.

Faites infuser pendant une heure, passez et édulcorez.

8. *Tisane de mauve.*

Fleurs de mauve ou de guimauve,	8 gram.
Eau bouillante,	1 litre.

Faire infuser, passer et édulcorer.

8 *bis.* *Tisanes de fleurs de tilleul et de feuilles d'oranger.*

Elles se préparent comme la précédente.

9. Il en est de même des infusions de fleurs de *tussilage*, de *petite centaurée*, de *roses rouges*, de *houblon*, de *camomille*, de *feuilles d'armoise*, de *capillaire*, de *fumeterre*, de *pensée sauvage*, de *saponaire*, de *séné*, qui se préparent comme les précédentes.

10. *Tisane de lichen d'Islande.*

Lichen d'Islande, 8 gram.

Versez sur le lichen 8 à 10 fois son poids d'eau bouillante ; laissez infuser pendant une demi-heure et rejetez la liqueur ; prenez le lichen ainsi lavé et faites-le bouillir deux heures dans suffisante quantité d'eau pour qu'il reste un litre de tisane. Passez avec expression, laissez déposer et décantez. Edulcorez.

11. *Tisane d'absinthe.*

Sommités sèches d'absinthe, 4 gram.
Eau bouillante, 1 litre.

Faites infuser pendant une heure, passez et sucrez.

12. *Tisanes avec la menthe, la sauge, l'hyssope,* les *feuilles de lierre terrestre, de melisse; les fleurs de camomille, de coquelicot, de sureau.*
Elles se préparent comme la précédente.

13. *Tisane astringente au cachou.*

Cachou concassé, 8 gram.
Eau bouillante, 1 litre.

Faites infuser pendant une heure et passez.

14. *Tisane amère avec gentiane.*

Racine de gentiane incisée, 7 gram.
Eau bouillante, 1 litre.

Faites infuser pendant une heure et passez.

15. *Tisane avec la bardane.*

Racine de bardane incisée et concassée 20 gram.
Eau bouillante, 1 litre.

Faites infuser pendant trois heures, passez et décantez.

16. *Tisanes* avec les racines de *chicorée, de fougère mâle, de fraisier, de patience, de ratanhia;* avec les tiges de *douce-amère*; avec l'écorce de *quinquina*, etc.
Elles se préparent comme la précédente.

17. *Tisane antiscorbutique.*

Feuilles sèches de germandrée, Sommités fleuries de petite centaurée, — — d'absinthe.	de chaque 3 gr.
Eau,	1 litre.
Teinture antiscorbutique,	15 gram.

Faites infuser les espèces amères dans l'eau pendant une heure, passez; et quand la tisane est refroidie, ajoutez la teinture antiscorbutique. On peut remplacer la teinture par le sirop antiscorbutique.

18. *Tisane sudorifique.*

Bois de gaïac rapé,	60 gram.
Racine de salsepareille,	30 gram.
— de sassafras,	8 gram.
— de réglisse,	12 gram.

Eau, quantité suf. pour obtenir un litre de tisane.

Faites bouillir le bois de gaïac dans l'eau pendant une heure, ajoutez la salsepareille, faites jeter quelques bouillons, ajoutez le sassafras et la racine de réglisse; laissez infuser pendant deux heures, passez, laissez déposer et décantez.

19. *Limonade ordinaire.*

On la prépare en exprimant dans un litre d'eau un citron coupé en deux et en ajoutant un sirop ou du sucre.

20. *Limonade cuite.*

Elle se prépare en faisant infuser pendant une heure un ou deux citrons coupés par tranches menues dans un litre d'eau bouillante, et ajoutant une ou deux onces de sucre.

21. *Limonade tartrique.*

Sirop tartrique,	60 gram.
Eau,	1 litre.

Mêlez. — On peut encore faire dissoudre dans l'eau

2 à 6 gram. d'acide tartrique, et sucrer. Cette boisson est agréable.

22. *Oxycrat.*

Vinaigre blanc,	30 gram.
Eau froide,	1 litre.

Mêlez.

23. *Limonade laxative.*

Crême de tartre soluble,	15 gram.
Eau bouillante,	1 litre.
Sirop de sucre,	60 gram.

Faites dissoudre.

24. *Bouillon d'herbes.*

Feuilles d'oseille récentes,	125 gram.
— de laitue,	60 gram.
— de poirée,	30 gram.
— de cerfeuil,	30 gram.
Eau,	3 litres.
Sel,	2 gram.
Beurre,	12 gram.

Lavez les plantes à grande eau, contusez-les ; faites les bouillir jusqu'à ce qu'elles soient bien cuites, ajoutez le sel et le beurre, et passez.

POTIONS, JULEPS, LOOCHS.

25. *Potion gommeuse* ou *julep gommeux.*

Gomme ar. en poudre,	8 gram.
Sirop de sucre,	24 gram.
Eau de fleur d'oranger,	4 gram.
Eau commune,	125 gram.

Triturez la gomme pulvérisée avec le sirop de sucre ; ajoutez ensuite peu à peu la quantité d'eau prescrite et aromatisez avec l'eau de fleur d'oranger.

26. *Julep kermétisé.*

Potion gommeuse ci-dessus,	125 gram.

Kermès, 2 à 5 centigr.

Il faut triturer exactement le kermès avec la gomme, et ensuite ajouter le sirop.

27. *Potion* ou *julep calmant*.

Infusion de tilleul,	125 gram.
Laudanum de Sydenham,	15 gouttes.
Sirop de sucre,	30 gram.

28. *Potion antispasmodique et calmante*.

Eau commune,	96 gram.
Eau de fleur d'oranger,	15 gram.
Ether sulfurique,	1 gram.
Sirop d'opium,	15 gram.
Sirop de sucre,	8 gram.

Mélangez d'abord les eaux et les sirops dans une bouteille, ajoutez l'éther, agitez et bouchez promptement. — Le sirop d'opium peut y être remplacé par le laudanum de Sydenham, 12 gouttes, ou de Rousseau, 4 gouttes.

29. *Potion tonique et cordiale*.

Eau de menthe,	30 gram.
Eau commune,	90 gram.
Alcoolat de mélisse (eau des Carmes)	8 gram.
Sirop de quinquina,	24 gram.

30. *Potion purgative à la manne*.

Feuilles de séné,	8 gram.
Sulfate de soude,	15 gram.
Manne,	60 gram.
Eau bouillante,	96 gram.

Préparez comme ci-dessus.

31. *Potion purgative*.

Feuilles de séné,	8 gram.
Eau bouillante,	140 gram.
Sulfate de soude,	15 gram.
Sirop de nerprun,	30 gram.

Versez l'eau bouillante sur le séné; laissez digérer;

pendant une demi-heure sur les cendres chaudes; passez, faites dissoudre le sulfate de soude, et ajoutez le sirop de nerprun. — Ce sirop est purgatif lui-même, mais on peut le remplacer par un autre ou du sucre, en augmentant la dose de sulfate de soude, ou même sans cela, s'il s'agit d'un sujet faible à purger.

32. *Potion vomitive.*

Ipécacuanha en poudre,	1 gram.
Eau tiède,	125 gram.

A prendre en trois fois.

33. *Autre potion vomitive.*

Emétique,	5 ou 10 centigr.
Eau simple,	90 gram.

A prendre en plusieurs fois; par petites cuillerées pour faire vomir les enfants.

34. *Looch blanc.*

Amandes douces,	20 gram.
— amères,	2 gram.
Sirop de sucre,	24 gram.
Gomme adragant en poudre,	6 décigr.
Eau de fleur d'oranger,	2 gram.
Eau commune,	125 gram.

Moudez les amandes de leur pellicule et pilez-les par contusion dans un mortier de marbre, avec une partie de l'eau prescrite, de manière à les réduire en une pâte très fine. Délayez-les alors dans le reste de l'eau et passez avec expression; alors nettoyez le mortier et divisez-y la gomme adragant d'abord avec une partie du sirop, puis une quantité suffisante d'émulsion, pour faire un mucilage, que vous battrez pendant un quart d'heure et que vous délaierez peu à peu avec le reste du liquide.

LAVEMENTS.

35. *Lavement émollient.*

Semences de lin,	15 gram.

Faites bouillir pendant un quart d'heure dans une quantité d'eau suffisante pour obtenir un demi-litre de produit, et passez.

On prépare encore des lavements avec la décoction de racine de guimauve, de son.

36. *Lavement avec le pavot.*

Têtes de pavot,	20 gram.
Eau bouillante,	500 gram.

Ouvrez les têtes de pavot, rejetez les semences et divisez la capsule en petites parties ; versez dessus l'eau bouillante; laissez infuser pendant une heure, et passez.

37. *Lavement amidonné, simple ou laudanisé.*

Eau commune ou décoction émolliente,	500 gram.
Amidon,	15 gram.

Délayez l'amidon dans 200 gram. de liquide froid; portez le reste du liquide à l'ébullition, retirez-le du feu et versez-le sur le mélange d'eau et d'amidon. — On ajoute 10, 15, 25 gouttes de laudanum pour le rendre calmant.

38. *Lavement huileux.*

Lavement émollient simple,	500 gram.
Huile blanche,	60 gram.

Mêlez.

39. *Lavement laxatif.*

Lavement émollient,	500 gram.
Miel mercurial,	60 gram.

Mêlez.

40. *Lavement avec le savon.*

Eau commune,	500 gram.
Savon blanc du commerce,	8 gram.

Faites dissoudre à chaud.

41. *Lavement purgatif.*

Feuilles de séné,	15 gram.
Eau bouillante,	500 gram.

Sulfate de soude, 15 gram,

Faites infuser le séné dans l'eau pendant une heure. passez et faites dissoudre le sulfate de soude.

42. *Lavement fébrifuge.*

Eau 500 gram.

Sulfate de quinine 6 décigr; acide sulf. quelques gouttes pour dissoudre le sel.

CATAPLASMES.

43. *Cataplasme émollient.*

Farine d'orge, — de lin, } de chaque, parties égales.

Eau commune, quantité suffisante.

Délayez les farines dans l'eau de manière à les réduire en une pâte très claire; faites cuire en remuant avec une spatule de bois jusqu'à consistance convenable. — Le plus souvent on emploie la farine de lin toute seule.

43 *bis*. *Cataplasme laudanisé.*

Sur le cataplasme émollient versez une cuillerée de laudanum de Sydenham au moment de l'application.

44. *Cataplasme de fécule.*

Fécule de pommes de terre, 60 gram.

Eau commune, 500 gram.

Mettez l'eau sur le feu, et quand elle entrera en ébullition, versez-y brusquement la fécule que vous aurez délayée dans deux ou trois onces d'eau froide; faites jeter un ou deux bouillons et retirez du feu.

45. *Sinapisme.*

Farine de moutarde, et eau tiède, quant. suffis.

Mêlez. Il est important que cette préparation soit faite avec de l'eau tiède, et non bouillante; il faut aussi ne pas y faire entrer le vinaigre, les acides et l'eau trop chaude ayant la propriété de nuire au développement du principe âcre de la moutarde.

46. *Sinapisme mitigé.*

Farine de moutarde, — de lin,	parties égales.
Eau,	quantité suffisante.

Mêlez ; préparez comme ci-dessus.

FOMENTATIONS, LOTIONS, INJECTIONS.

47. *Fomentation émolliente.*

Espèces émollientes,	30 gram.

Faites bouillir pendant dix minutes dans une quantité d'eau suffisante pour qu'il reste un litre de liqueur, et passez.

48. *Fomentation* ou *injection avec la guimauve.*

Racine de guimauve contuse,	30 gram.

Faites bouillir pendant une demi-heure avec une quantité d'eau suffisante pour qu'il reste un litre de liquide, et passez.

49. *Fomentation* ou *injection avec le lin.*

Semence de lin,	15 gram.

Faites bouillir pendant un quart d'heure dans une quantité d'eau suffisante pour qu'il reste un litre de liquide, et passez.

50. *Fomentation* ou *lotion avec le sureau.*

Fleurs de sureau,	10 gram.
Eau bouillante,	1 litre.

Faites infuser et passez.

51. *Fomentation* ou *lotion calmante.*

Capsules sèches de pavot,	30 gram.
Eau,	1 litre.

Ouvrez les capsules, brisez-les après avoir rejeté les semences; faites infuser pendant deux heures, et passez.

52. *Fomentation* ou *injection narcotique.*

Feuilles sèches de morelle, 15 gram.
Têtes de pavot, 15 gram.
Eau bouillante, 1 litre.

Ouvrez les capsules des pavots, et, après en avoir rejeté les semences, coupez-les par morceaux et faites les infuser dans l'eau pendant une heure, en même temps que les feuilles de morelle ; passez avec expression.

53. *Lotion* ou *injection astringente.*

Sous-acétate de plomb liquide, 15 gram.
Eau commune, 1 litre.
Eau-de-vie, 30 gram.

Mêlez.

54. *Lotion* ou *injection astringente et tonique.*

Tan (écorce de chêne), 60 gram.
Eau bouillante, 1 litre.

Faites infuser pendant deux jours et passez.

55. *Lotion* ou *injection tonique et antiseptique.*

Ecorce de quinquina gris concassée, 30 gram.

Faites bouillir pendant une heure avec une petite quantité d'eau suffisante pour obtenir un litre de produit, et passez.

56. *Lotion savonneuse.*

Savon blanc du commerce, 60 gram.
Eau, 1 litre.

Faites dissoudre à chaud.

57. *Lotion alcaline.*

Carbonate de potasse, 4 à 30 gram.
Eau, 1 litre.

Faites dissoudre et filtrez.

58. *Lotion dite de Dupuytren.*

Sulfure de potasse, 124 gram.

Eau, 750 gram.
Acide sulfurique, 16 gram.

59. *Lotion antiputride et désinfectante.*

Chlorure de soude, 30 gram.
Eau, 150 gram.
Mêlez.

LINIMENTS.

60. *Liniment calmant.*

Baume tranquille, 60 gram.
Laudanum de Sydenham, 8 gram.
Mêlez.

61. *Liniment camphré.*

Huile camphrée, 60 gram.
Mettez dans une bouteille que vous boucherez exactement.

62. *Liniment volatil.*

Huile blanche, 60 gram.
Ammoniaque, 8 gram.
Mêlez, dans une bouteille que vous tiendrez bien bouchée.

63. *Liniment volatil camphré.*

Huile camphrée, 60 gram.
Ammoniaque liquide, 8 gram.
Mêlez, dans une bouteille que vous tiendrez bien bouchée.

64. *Liniment excitant.*

Baume de Fioraventi, 60 gram.
Huile blanche, 60 gram.
Alcool camphré, 30 gram.
Mêlez.

65. *Liniment calcaire.*

Huile blanche, 60 gam..
Eau de chaux, 500 gram.

Mêlez par l'agitation et séparez le savon mou qui vient nager à la surface.

CÉRATS, POMMADES, ONGUENTS.

66. *Cérat simple.*

Cire blanche, 30 gram.
Huile blanche, 90 gram.

Faites liquéfier la cire dans l'huile, à la chaleur du bain-marie; versez dans un mortier de marbre échauffé, et triturez jusqu'à ce que le cérat soit refroidi et parfaitement uni.

67. *Cérat saturné.*

Cérat simple, 30 gram.
Sous-acétate de plomb, 2 gram.

Mêlez.

68. *Cérat opiacé.*

Cérat simple, 30 gram.
Laudanum de Sydenham., 4 gram.

Mêlez.

69. *Cérat soufré.*

Cérat simple, 110 gram.
Soufre lavé, 30 gram.
Huile blanche, 15 gram.

Mélangez le soufre avec le cérat, par trituration. dans un mortier de marbre, et ajoutez l'huile en dernier lieu.

70. *Pommade soufrée.*

Axonge,	30 gram.
Fleurs de soufre,	10 à 15 gram.

71. *Pommade sulfuro-alcaline.*

Axonge,	30 gram.
Soufre,	8 gram.
Carbonate de potasse,	4 gram.

72. *Pommade hydriodatée.*

Iodure de potassium,	4 gram.
Axonge,	30 gram.

Triturez avec soin l'iodure de potassium, d'abord seul, puis avec une partie de l'axonge, et quand il sera bien divisé, ajoutez le reste de l'axonge.

73. *Pommade de calomélas.*

Mercure doux à la vapeur,	1 gram.
Axonge,	30 gram.

Mêlez par trituration.

74. *Pommade de nitrate d'argent.*

Nitrate d'argent.	5 centigr.
Axonge,	4 gram.

Mêlez par trituration.

75. *Onguent digestif simple.*

Térébenthine,	60 gram.
Jaunes d'œufs,	n° 2
Huile blanche,	15 gram.

Triturez la térébenthine avec les jaunes d'œufs et délayez peu à peu avec l'huile.

76. *Pommade caustique.*

Axonge,	15 gram.
Proto-nitrate de mercure,	4 gram.

GARGARISMES ET COLLUTOIRES.

Oxogone	25 gram.
Proto-nitrate de mercure	4 gram.

77. *Gargarisme adoucissant.*

Racine de guimauve,	8 gram.
Miel,	30 gram.

Concassez la racine, faites la bouillir pendant quelques instants dans suffisante quantité d'eau pour avoir sept onces de décoction; passez la liqueur et ajoutez-y le miel.

78. *Gargarisme avec le miel rosat.*

Orge entière,	5 gram.
Miel rosat,	30 gram.

Faites bouillir l'orge dans suffisante quantité d'eau, jusqu'à ce qu'elle soit crevée, pour obtenir sept onces de liqueur; passez et ajoutez le miel rosat.

79. *Gargarisme astringent.*

Roses rouges,	8 gram.
Eau bouillante,	250 gram.
Miel rosat,	30 gram.
Alun,	4 gram.

Faites infuser les roses rouges dans l'eau pendant une heure, passez avec expression et ajoutez à la liqueur le miel rosat et l'alun. —On peut se servir d'eau simple pour véhicule.

80. *Gargarisme avec le borax.*

Borate de soude,	8 gram.
Gargarisme émollient ou eau,	50 gram.

Faites dissoudre.

81. *Gargarisme oxymellé.*

Orge entière,	5 gram.
Eau commune,	suffisante quantité.
Oxymel simple,	30 gram.

6

Préparez sept onces d'eau d'orge avec laquelle vous mélangerez l'oxymel simple.

82. *Collutoire détersif.*

Miel rosat, 30 gram.
Acide hydrochlorique, 8 à 16 gram.

83. *Mélange caustique.*

Miel rosat, 1 gram.
Acide hydrochlorique, 2 gram.
On cautérise la muqueuse gutturo-pharyngienne avec un pinceau ou une éponge imbibée.

COLLYRES.

84. *Collyre simple.*

Eau de rose, 125 gram.

85. *Collyre émollient.*

Racine de guimauve, 4 gram.
Faites bouillir dans suffisante quantité d'eau commune pour obtenir quatre onces de liqueur.

86. *Collyre résolutif.*

Eau distillée de rose, ou eau simple, 125 gram.
Sulfate de zinc, 1|2 gram.
Faites dissoudre à froid.

87. *Collyre au nitrate d'argent.*

Azotate d'argent, 2 à 5 centigr.
Eau distillée de rose, ou simple, 30 gram.
Faites dissoudre à froid. — Dans les ophthalmies purulentes, on peut porter la dose du sel caustique jusqu'à 1|2 et même 1 gram. pour la même quantité de liquide.

BAINS MÉDICAMENTEUX.

88. *Bain émollient.*

Décoction de guimauve, quant. suf.

89. *Bain d'eau salée.*

Sel de cuisine, 1 kilo.
Eau, q. s.

90. *Bains sulfureux.*

Eau quant. suf. dans une baignoire de bois.
Sulfure de potasse, 500 gram.

PÉDILUVES ET MANULUVES.

91. *Pédiluve avec la cendre.*

Cendre de bois, 1 kilogr.
Eau, 4 litres.
Faites bouillir pendant quelques minutes, et passez.

92. *Pédiluve sinapisé.*

Farine de moutarde, 125 gram.
Eau tiède, quant. suf.
Délayez la farine de moutarde dans quelques litres d'eau tiède, couvrez le vase et laissez en contact pendant quelques minutes ; réchauffez ensuite le pédiluve avec une quantité suffisante d'eau bouillante.

93. *Pédiluve alcalin.*

Sel de soude du commerce, 125 gram.
Eau chaude, quant. suf.
Faites dissoudre.

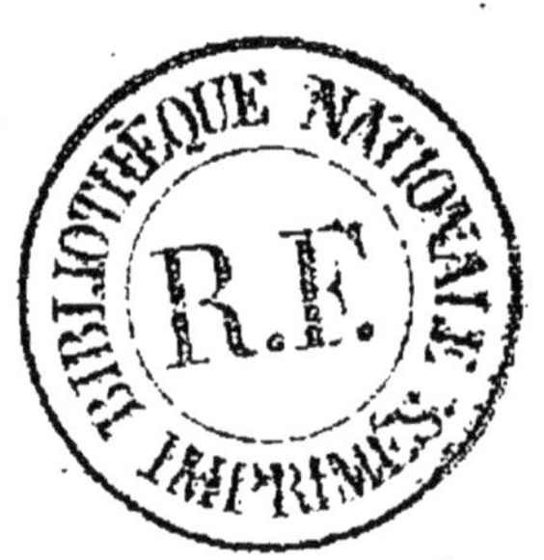

www.ingramcontent.com/pod-product-compliance
Ingram Content Group UK Ltd.
Pitfield, Milton Keynes, MK11 3LW, UK
UKHW020936180726
13838UKWH00002B/981